Minu Mathew
Amitha Hegde

Células estaminais de dentes decíduos esfoliadosMinu

Minu Mathew
Amitha Hegde

Células estaminais de dentes decíduos esfoliadosMinu

ScienciaScripts

Cover image: www.ingimage.com

This book is a translation from the original published under ISBN 978-3-659-85494-1.

Publisher:
Sciencia Scripts
is a trademark of
Dodo Books Indian Ocean Ltd. and OmniScriptum S.R.L publishing group

120 High Road, East Finchley, London, N2 9ED, United Kingdom
Str. Armeneasca 28/1, office 1, Chisinau MD-2012, Republic of Moldova, Europe
Managing Directors: Ieva Konstantinova, Victoria Ursu
info@omniscriptum.com

Printed at: see last page
ISBN: 978-620-8-38091-5

Índice:

Capítulo 1	7
Capítulo 2	9
Capítulo 3	10
Capítulo 4	11
Capítulo 5	15
Capítulo 6	16
Capítulo 7	16
Capítulo 8	26
Capítulo 9	30
Capítulo 10	38
Capítulo 11	40
Capítulo 12	44

CÉLULAS ESTAMINAIS DE DENTES DECÍDUOS HUMANOS ESFOLIADOS

Dr. Minu Mathew,
Prof (Dr.) Amitha M. Hegde

Dedicado a
Sr. Mathew Thomas e Elsamma Varghese
Dr. K.A Dinatius e Nirmala Dinatius

Agradecimentos

Devo a minha primeira expressão de profunda gratidão a Deus Todo-Poderoso, a quem não me canso de dizer que me guiou e protegeu ao longo de todo o processo, tornando este trabalho uma experiência enriquecedora a ser sempre acarinhada. Ofereço as minhas sinceras orações por todo o apoio.

Devo a minha primeira expressão de profunda gratidão aos meus pais, a Sra. Elsamma Varghese e o Sr. Mathew Thomas, que foram o meu apoio desde o primeiro dia até hoje e que merecem, de facto, mais do que uma simples palavra de reconhecimento. O meu reconhecimento aos meus pais é inexprimível e está sempre incompleto.

Devo a minha mais profunda gratidão ao meu marido, Dr. Praveen, pelo seu constante encorajamento e apoio atempado, a quem devo mais do que meras palavras de reconhecimento.

(Dr.ª) Amitha M. Hegde, Professora Catedrática e Diretora do Departamento de Pedodontia e Medicina Dentária Preventiva, A. B. Shetty Memorial Institute of Dental Sciences, pelo seu incansável encorajamento, orientação valiosa, crítica construtiva, supervisão constante, esforços incessantes e sugestões, sem os quais esta dissertação teria sido uma tarefa hercúlea. Agradeço-lhe todo o apoio que me tem dado ao longo deste período da minha pós-graduação e a preparação desta dissertação com um cuidado e carinho maternais.

É com grande prazer e honra que expresso a minha sincera gratidão aos meus queridos professores, Prof. (Dr.) Raj Mohan Shetty, Prof. (Dr.) Vabitha Shetty, Prof. (Dr.) Manju Gopakumar, Dr. Amarshree Shetty, Dr. Nikita Lolayekar, Dr. Srikala Bhandary e

Dr. Shaji pela sua inspiração, encorajamento e conselhos oportunos durante todo o período do meu curso.

Agradeço também ao Prof. (Dr.) U.S Krishna Nayak, Diretor e Reitor do A.B.Shetty Memorial Institute of Dental Sciences, por me ter encorajado e apoiado em todas as actividades. Agradeço ao Prof. (Dr.) N Sridhar Shetty, Diretor do CADSS, pelo seu apoio constante no domínio da investigação e pelos seus discursos sempre inspiradores.

Agradeço a todas as minhas colegas de grupo, a Dra. Adrija, a Dra. Tanvi, a Dra. Priyanka, a Dra. Sherin e a Dra. Lekshmi, por terem confiado em mim e pela sua incrível ajuda, que foi de facto indispensável. Os meus melhores votos pessoais para todas elas.

Por último, mas não menos importante, um agradecimento especial aos meus seniores, Dr. Aum, Dr. Ishani, Dr. Samir, Dr. Subhima, Dr. Vinayak, Dr. Roleen, Dr. Aiswarya, Dr. Swathi, Dr. Anu, Dr. Anshad, Dr. Preethi e Dr. Kanwardeep e aos meus juniores Dr. Ankit, Dr. Anisha, Dr. Momeka, Dr. Parvati, Dr. Nikitha, Dr. Vaishak, Dr. Natasha, Dr. Rachaita, Dr. Rohan. Ankit, Dra. Anisha, Dra. Momeka, Dra. Parvati, Dra. Nikitha, Dr. Vaishak, Dra. Natasha, Dra. Rachaita, Dr. Rohan, Dr. Hari Krishnan, Dra. Devika e Dra. Anusha pelo seu inestimável apoio e ajuda.

Dr. Minu Mathew

CONTEÚDOS EM PORMENOR

- INTRODUÇÃO
- PERSPECTIVA HISTÓRICA
- DEFINIÇÃO
- CLASSIFICAÇÃO
- TIPOS DE CÉLULAS ESTAMINAIS
  - CÉLULAS ESTAMINAIS EMBRIONÁRIAS
  - CÉLULAS ESTAMINAIS ADULTAS
  - CÉLULAS ESTAMINAIS PLURIPOTENTES INDUZIDAS
  - CÉLULAS ESTAMINAIS DENTÁRIAS
- EMBRIOLOGIA E NICHO DE CÉLULAS ESTAMINAIS NA POLPA DENTÁRIA
- PROPRIEDADES DAS CÉLULAS ESTAMINAIS DA POLPA
- CÉLULAS ESTAMINAIS DE DENTES DECÍDUOS ESFOLIADOS
  - CARACTERÍSTICAS SALIENTES DO BARRACÃO
  - TIPO DE CÉLULAS ESTAMINAIS EM DENTES DECÍDUOS ESFOLIADOS HUMANOS
    DENTES
  - PROPRIEDADES DO GALPÃO
- UTILIZAÇÃO DE GALPÃO NA ENGENHARIA DE TECIDOS
- POTENCIAIS APLICAÇÕES CLÍNICAS DA TERAPIA COM CÉLULAS ESTAMINAIS
- ISOLAMENTO, CARACTERÍSTICAS E IDENTIFICAÇÃO DE GALPÃO
- PROPENSÃO PARA A DIFERENCIAÇÃO
- TERAPIAS ENDODÔNTICAS REGENERATIVAS
  - ENDODONTIA REGENERATIVA - UM OLHAR SOBRE A HISTÓRIA
  - CENÁRIO ACTUAL DA ENDODONTIA REGENERATIVA
  - DESAFIOS QUE A ENDODONTIA REGENERATIVA ENFRENTA
- PAPEL DAS CÉLULAS DE GALPÃO NA ENDODONTIA REGENERATIVA
- CONCLUSÃO
- BIBLIOGRAFIA

INTRODUÇÃO

Em medicina dentária, a regeneração dos tecidos/orgãos orais em falta é a nova fronteira do tratamento. Utilizando o apoio dos avanços científicos, os procedimentos regenerativos estão a evoluir a um ritmo geométrico. A regeneração não se tornou uma realidade sem a utilização da capacidade regenerativa das células estaminais. Descobertas recentes e excitantes isolaram células de vários tecidos orais. Esta nova fonte de células estaminais pode ser armazenada para utilização futura no tratamento de uma multiplicidade de doenças, utilizando um suporte tecnológico avançado. No entanto, os procedimentos de isolamento, multiplicação e cultura são mais complexos e dispendiosos, além de implicarem algumas questões éticas. É aqui que entra o papel das células estaminais facilmente obtidas a partir de dentes decíduos esfoliados. Recentemente, a maioria dos laboratórios de investigação concentra-se apenas no armazenamento de células estaminais do cordão umbilical. O banco de células SHED não ganhou o impulso esperado. A maioria das pessoas não tem conhecimento deste facto. Por conseguinte, é necessário sensibilizar a população em geral para esta questão. Os procedimentos regenerativos exploram a multipotência das células estaminais ou a sua natureza estaminal. Assim, foi efectuada uma síntese narrativa da literatura sobre as células SHED, uma vez que estas constituem uma população facilmente explorável para estratégias de engenharia de tecidos. Foram realizados vários estudos utilizando as SHED para fins regenerativos.

A doença dentária mais comum é a cárie. Normalmente, a maioria dos casos é diagnosticada na fase de envolvimento pulpar. Nessa altura, o tratamento muda de uma simples restauração para o tratamento do canal radicular. Mas os dentes com polpa não vital são susceptíveis de fratura, descoloração, etc. Assim, para restaurar a função e a estética, o paciente tem de se submeter a uma série de tratamentos. Os dentes não vitais com ápice aberto são outro cenário complicado. Nestes casos, as paredes dentinárias finas da raiz e o ápice aberto limitam a aplicação de instrumentação mecânica e obturação. Além disso, a RCT convencional não consegue regenerar nova dentina e tecido pulpar nestes dentes, nem evitar a sua suscetibilidade à fratura. O tratamento de dentes não vitais com ápice aberto implica uma duração prolongada do tratamento, mesmo que sejam efectuados tratamentos pulpares vitais

O Glossário de Termos Endodônticos da Associação Americana de Endodontistas (2012) define a endodontia regenerativa como "procedimentos de base biológica concebidos para substituir fisiologicamente as estruturas dentárias danificadas, incluindo a dentina e as estruturas radiculares, bem como as células do complexo polpa-dentina". No dente imaturo com necrose pulpar, o objetivo é restaurar completamente a função pulpar e a subsequente conclusão do desenvolvimento da raiz. Estes procedimentos regenerativos ajudam na cura da periodontite apical, no desenvolvimento contínuo do ápice da raiz e no aumento da espessura da parede do canal radicular. As primeiras experiências em endodontia regenerativa basearam-se no papel do coágulo sanguíneo na revascularização. Esta investigação provou que o restabelecimento de um fornecimento vascular ao tecido pulpar existente é essencial para a continuação do desenvolvimento da raiz e para o fecho do ápice. Com o avanço da investigação em células estaminais, em particular a descoberta de células estaminais mesenquimais com potencial de diferenciação inerente em linhas de células odontogénicas, endoteliais e neurais, juntamente com o potencial de aplicações terapêuticas da engenharia de tecidos, deu-se uma nova dimensão a este tipo de modalidades de tratamento.[1]

É sabido que a polpa dentária tem um papel importante na homeostasia dos dentes. A possibilidade potencial de regeneração do tecido pulpar através da terapia celular é uma abordagem promissora para o futuro tratamento da pulpite ou da doença periapical, assegurando a longevidade dos dentes e a melhoria da qualidade de vida.[2] O termo célula estaminal foi proposto para uso científico pelo histologista russo Alexander Maksimov em 1909. Ele foi o primeiro a sugerir a existência de células estaminais hematopoiéticas (HSC) com a aparência morfológica de um linfócito, capazes de migrar através do sangue para nichos microecológicos que lhes permitiriam proliferar e diferenciar-se.[3]

Capítulo 1

PERSPECTIVA HISTÓRICA

- 1908 - O termo "célula estaminal" foi proposto para uso científico pelo russo histologista Alexander Maksimov (1874-1928) no congresso da sociedade hematológica em Berlim. Postulou a existência de células estaminais hematopoiéticas.
- Década de 1960 - Joseph Altman e Gopal Das apresentam provas científicas da existência de adultos neurogénese e atividade contínua das células estaminais no cérebro.
- 1963 - McCulloch e Till ilustram a presença de células auto-renováveis em medula óssea do rato
- 1978 - Descobrem-se células estaminais hematopoiéticas no sangue do cordão umbilical humano.
- 1981 - As células estaminais embrionárias de ratinho são derivadas da massa celular interna por cientistas Martin Evans, Matthew Kaufman e Gail R. Martin. Atribui-se a Gail Martin a criação do termo "Células Estaminais Embrionárias".
- 1992 - As células estaminais neurais são cultivadas in vitro como neuroesferas.
- 1997 - Demonstra-se que a leucemia tem origem numa célula estaminal hematopoiética, a primeira prova direta da existência de células estaminais cancerígenas.
- 1998 - James Thomson e colaboradores obtêm o primeiro embrião humano na Universidade de Wisconsin-Madison.
- Anos 2000 - São publicados vários relatórios sobre a plasticidade das células estaminais adultas.
- 2001 - Cientistas da Advanced Cell Technology clonam o primeiro clone precoce (quatro a seis (fase celular) de embriões humanos com o objetivo de gerar células estaminais embrionárias.
- 2003 - O Dr. Songtao Shi dos NIH descobre uma nova fonte de células estaminais adultas em os dentes decíduos das crianças.
- 2004-2005 - O investigador coreano Hwang Woo-Suk afirma ter criado várias linhas de células estaminais embrionárias humanas a partir de oócitos humanos não fertilizados.
- 2005- Investigadores da Universidade de Kingston, em Inglaterra, afirmam ter descobriu uma terceira categoria de células estaminais, designadas por células estaminais embrionárias derivadas do sangue do cordão umbilical (CBE). O grupo afirma que estas células são capazes de se diferenciar em mais tipos de tecidos do que as células estaminais adultas.
- 2005 - Os investigadores do Centro de Investigação Reeve-Irvine da UC Irvine conseguem restaurar parcialmente a capacidade de andar de ratinhos com a coluna paralisada através da injeção de células estaminais neurais humanas.
- agosto de 2006 - Células estaminais pluripotentes induzidas por ratos: a revista Cell publica Kazutoshi Takahashi e Shinya Yamanaka.
- outubro de 2006 - Cientistas da Universidade de Newcastle, em Inglaterra, criam as primeiras células hepáticas artificiais de sempre utilizando células estaminais do sangue do cordão umbilical.
- janeiro de 2007 - Cientistas da Wake Forest University, liderados pelo Dr. Anthony Atala, e da Universidade de Harvard, relatam a descoberta de um novo tipo de células estaminais no líquido amniótico. Esta descoberta poderá constituir uma alternativa às células estaminais embrionárias para utilização em investigação e terapia.
- junho de 2007 - A investigação levada a cabo por três grupos diferentes mostra que as células normais da pele podem ser reprogramadas para um estado embrionário em ratos. No mesmo mês, o cientista Shoukhrat Mitalipov relata a primeira criação bem sucedida de uma linha de

células estaminais de primatas através da transferência nuclear de células somáticas.

- outubro de 2007 - Mario Capecchi, Martin Evans e Oliver Smithies ganham o Prémio Nobel da Fisiologia ou Medicina de 2007 pelo seu trabalho sobre células estaminais embrionárias de ratinhos, utilizando estratégias de seleção de genes que produzem ratinhos geneticamente modificados (conhecidos como ratinhos knockout) para investigação genética.
- janeiro de 2008 - Robert Lanza e colegas da Advanced Cell Technology e da UCSF criam as primeiras células estaminais embrionárias humanas sem destruição do embrião.
- janeiro de 2008 - Desenvolvimento de blastocistos humanos clonados após transferência nuclear de células somáticas com fibroblastos adultos.
- fevereiro de 2008 - Geração de células estaminais pluripotentes a partir do fígado e do estômago de ratinhos adultos: estas células iPS parecem ser mais semelhantes às células estaminais embrionárias do que as células iPS desenvolvidas anteriormente e não são tumorigénicas; além disso, os genes necessários para as células iPS não precisam de ser inseridos em sítios específicos, o que incentiva o desenvolvimento de uma técnica de reprogramação não viral.
- março de 2008 - O primeiro estudo publicado sobre a regeneração bem sucedida da cartilagem no joelho humano utilizando células estaminais mesenquimais adultas autólogas é publicado por clínicos da Regenerative Sciences
- outubro de 2008 - Sabine Conrad e colegas de Tübingen, Alemanha, geram células estaminais pluripotentes a partir de espermatogónias do testículo humano adulto, cultivando as células in vitro sob a suplementação do fator inibidor da leucemia (LIF).
- 30 de outubro de 2008 - Células estaminais de tipo embrionário foram isoladas de um único ser humano
cabelo.
- 1 de março de 2009 - Andras Nagy, Keisuke Kaji, et al. descobrem uma forma de produzir células estaminais de tipo embrionário a partir de células adultas normais, utilizando um novo procedimento de "envolvimento" para fornecer genes específicos a células adultas, a fim de as reprogramar em células estaminais sem os riscos da utilização de um vírus para efetuar a alteração. Diz-se que a utilização da electroporação permite a inserção temporária de genes na célula.
- 28 de maio de 2009 - Kim et al. anunciaram que tinham inventado uma forma de manipular células da pele para criar "células estaminais pluripotentes induzidas" (iPS) específicas para os doentes, alegando que se trata da "solução definitiva em matéria de células estaminais[4]

Capítulo 2

DEFINIÇÃO

As células estaminais são definidas como "células que têm a capacidade de se perpetuar através da auto-renovação e de gerar células maduras de um determinado tecido através da diferenciação. O corpo humano contém vários locais ou compartimentos denominados 'nichos de células estaminais' que são habitados por um número significativo de células estaminais". [5]

Segundo a definição convencional, as células estaminais são células imaturas e não especializadas que têm o potencial de se desenvolver em muitas linhagens celulares diferentes através da diferenciação. São capazes de se renovar indefinidamente através da "auto-renovação". Variam em termos da sua localização no corpo e do tipo de células que podem produzir. Estudos recentes revelaram que os tecidos orais, de fácil acesso para os dentistas, são uma fonte rica em células estaminais. [6]

A origem da palavra "caule" remete para antigas monografias botânicas, a partir dos caules das plantas. Nas plantas, as células estaminais foram demonstradas nos meristemas apicais da raiz e do rebento, responsáveis pela competência regenerativa das plantas.

As células estaminais podem ser definidas por três caraterísticas, mas estas não se aplicam necessariamente a todas as células estaminais.

Auto-renovação = proliferação extensiva: as células estaminais são capazes de se dividir extensivamente para formar um grande número de células. Este facto é responsável pela auto-renovação. As células estaminais não podem ser consideradas imortais, mas têm uma capacidade inerente restrita de auto-renovação relacionada com a rapidez com que um tecido se transforma. Por exemplo, uma célula filha continua a ser uma célula estaminal enquanto a outra se torna mais empenhada em formar um determinado tipo de célula (um "progenitor empenhado") através de um processo denominado "divisão assimétrica".

Clonogenicidade = Estamicidade: Uma célula estaminal pode proliferar e formar uma colónia de células. Mas nem todas as células que formam colónias podem ser consideradas células estaminais.

Stemness = Indiferenciação: Normalmente, a célula estaminal é um tipo de célula indiferenciada. Mas existem algumas células com carácter diferenciado que podem ser consideradas células estaminais. Os exemplos incluem as células estaminais multipotentes que podem diferenciar-se numa ou duas linhagens específicas de células.

Existem principalmente duas fontes primárias de células estaminais: as células estaminais adultas e as células estaminais embrionárias (ES).[6]

A classificação e as subdivisões dos mesmos são explicadas nos capítulos seguintes.

Capítulo 3

CLASSIFICAÇÃO

A CLASSIFICAÇÃO DAS CÉLULAS ADULTAS HUMANAS COM BASE NA SUA ORIGEM OU LOCALIZAÇÃO

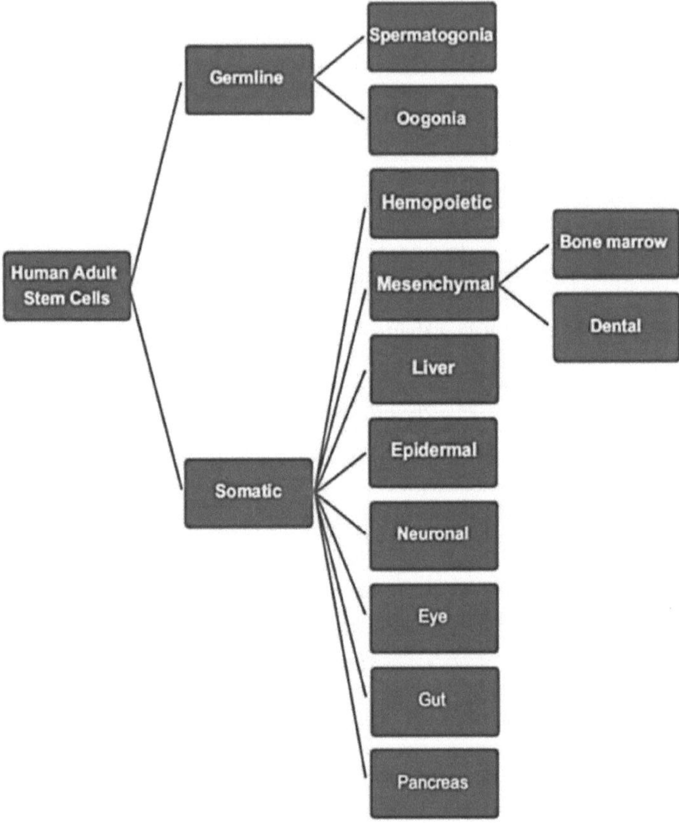

Ranganathan K, Vidya Lakshminarayanan. Células estaminais da polpa dentária. Indiano Jornal de Investigação Dentária. 2012; 23(4).

Capítulo 4

TIPOS DE CÉLULAS ESTAMINAIS

Células estaminais embrionárias

A massa celular interna dos blastocistos, durante o desenvolvimento embrionário, apresenta caraterísticas de células estaminais. São pluripotentes. O blastocisto é a fase inicial do embrião, constituída por cerca de 50-150 células. Estas células podem dar origem a todos os derivados das três camadas germinativas primárias, ou seja, ectoderme, endoderme e mesoderme. É um facto comprovado que podem desenvolver-se em mais de 200 tipos de células do corpo adulto. As células estaminais embrionárias não contribuem para a formação da membrana extra-embrionária ou da placenta.[7]

Células estaminais adultas

As células estaminais adultas são multipotentes, ou seja, podem diferenciar-se apenas em determinadas linhagens celulares específicas. Como o seu potencial está normalmente limitado a uma ou mais linhagens de células especializadas, não estão sujeitas à controvérsia ética associada às CTE.

As células estaminais adultas podem ser recuperadas a partir das seguintes Fontes:

- ***Células estaminais mesenquimais derivadas da medula óssea***: as primeiras terapias com células estaminais basearam-se neste tipo de células estaminais, por exemplo, os transplantes de medula óssea. Recentemente, a colheita de células estaminais do sangue periférico está a ser utilizada em vez da aspiração da medula óssea.
- ***Células estaminais adultas derivadas*** do tecido adiposo: são isoladas do tecido adiposo humano, geralmente através do método de lipoaspiração.
- ***Células estaminais do cordão umbilical***: São derivadas do sangue do cordão umbilical.
- ***Células estaminais derivadas do líquido amniótico***: Podem ser isoladas do líquido amniótico por amniocentese durante o rastreio genético ou recolhidas na altura do parto.[7]

Para além destas células estaminais, que estão naturalmente presentes no corpo humano, as células estaminais pluripotentes induzidas (iPS) foram recentemente geradas artificialmente através da manipulação genética de células somáticas. [6]

Células estaminais pluripotentes induzidas:

As células estaminais adultas ou somáticas podem ser geneticamente reprogramadas para se comportarem como CTE. Estudos realizados por Takahashi (2006) et al. relataram um método para a geração de iPS a partir de fibroblastos embrionários de ratinho e de fibroblastos adultos da ponta da cauda de ratinho. Utilizou a transfecção mediada por retrovírus de quatro factores de transcrição, nomeadamente Oct3/4, Sox2, c-Myc e Klf4 para a reprogramação. Yu, et al. (2007) utilizaram Oct 4, Sox2, Nanog e Lin28. Takahashi (2007) et al. demonstraram a geração de células iPS a partir de fibroblastos dérmicos humanos adultos também com os mesmos quatro factores: Oct3/4, Sox2, Klf4 e c-Myc. As células iPS humanas eram semelhantes às células estaminais embrionárias (ES) humanas em termos de morfologia, proliferação, antigénios de superfície, expressão genética, estado epigenético de genes específicos de células pluripotentes e atividade da telomerase. As células reprogramadas expressaram marcadores de células estaminais. Foram capazes de gerar células caraterísticas das três camadas germinativas. A indução de células estaminais pluripotentes permitiria a criação de células estaminais específicas de doentes e doenças. Uma grande quantidade de células estaminais como fonte de células autólogas pode ser gerada através da reprogramação bem sucedida de células somáticas humanas diferenciadas para um estado pluripotente, que pode ser utilizado para a engenharia de tecidos. Estas células parecem também minimizar a necessidade de células ES.

Foram utilizadas várias técnicas para alterar a expressão genética em células estaminais para fins de reprogramação,

- Transfecção celular por electroporação.
- Entrega mediada por lípidos ou entrega de partículas biolísticas
- Transdução celular através da entrega de genes mediada por vírus.

Os métodos de transfecção e nucleofecção foram experimentados no laboratório utilizando plasmídeos, com uma proteína de fluorescência verde melhorada (eGFP) como repórter.[7]

As células ES e as células iPS são coletivamente referidas como células estaminais pluripotentes porque podem desenvolver-se em todos os tipos de células das três camadas germinais. Normalmente, a maioria das células estaminais adultas são multipotentes, ou seja, só podem diferenciar-se num número limitado de tipos de células. As células estaminais adultas são também chamadas células estaminais somáticas ou células estaminais pós-natais e encontram-se em muitos tecidos e órgãos. Embora muito poucas destas células estejam presentes nos tecidos adultos, elas sofrem auto-renovação e diferenciação para manter os tecidos saudáveis e reparar os tecidos lesionados. Pensa-se que estas células residem numa área específica de cada tecido, ou seja, um "nicho de células estaminais". Muitos tipos de células estaminais adultas residem em vários tecidos mesenquimatosos e estas células são coletivamente designadas por células estaminais mesenquimatosas ou células estromais mesenquimatosas multipotentes (MSC).[6] (a classificação pormenorizada é apresentada na fig. 1)

Potência das células estaminais		
Células estaminais embrionárias	Totipotente	Pode dar origem a todos os tipos de células do corpo.
da massa celular interna do embrião de 3 a 5 dias (blastocisto)		incluindo as células que produzem os tecidos extra-embrionários (por exemplo, a placenta) Capacidade ilimitada de divisão
Células estaminais embrionárias Células estaminais pluripotentes induzidas	Pluripotente	Pode formar derivados de todas as camadas germinativas embrionárias (ectoderme, mesoderme e endoderme) a partir de uma única célula Pode dar origem a todos os diferentes tipos de células do organismo
Células estaminais adultas (pós-natais)	Multipotente	Pode dar origem a mais do que um tipo de célula do corpo
Células estaminais pluripotentes induzidas	Pluripotente	Derivados de células somáticas

(Christine M. Sedgley, Tatiana M. Botero. Células estaminais dentárias e suas fontes. Dent Clin N Am 56 (2012) 549-561)

Células estaminais dentárias:

As células estaminais dentárias são as células estaminais mais acessíveis sem métodos muito invasivos. São isoladas da polpa dentária de dentes saudáveis, de dentes primários e permanentes, do ligamento periodontal, incluindo a região apical de dentes em desenvolvimento, e de outras estruturas dentárias. As células estaminais craniofaciais, incluindo as células estaminais dentárias (CED), têm a sua origem nas células da crista neural e nas células mesenquimatosas durante o desenvolvimento. Dois tipos principais de células estão envolvidos na formação do tecido duro dentário: Os ameloblastos derivados do epitélio que formam o esmalte e os odontoblastos de origem mesenquimal que são responsáveis pela produção de dentina.[7]

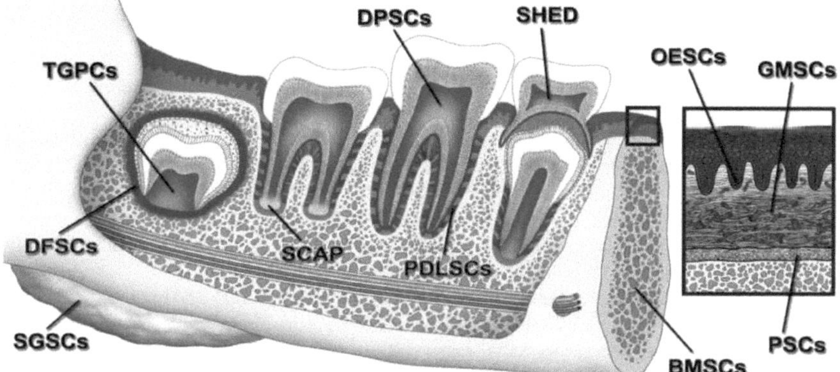

H. Egusa et al. / Journal of Prosthodontic Research 56 (2012) 151-165 Fontes de células estaminais adultas na região oral e maxilofacial. BMSCs: MSCs derivadas da medula óssea do osso orofacial); DPSCs: células estaminais da polpa dentária; SHED: células estaminais de dentes decíduos esfoliados humanos; PDLSCs: células estaminais do ligamento periodontal; DFSCs: células estaminais do folículo dentário; TGPCs: células progenitoras do germe dentário; SCAP: células estaminais da papila apical OESCs: células progenitoras/estaminais epiteliais orais; GMSCs: MSCs derivadas da gengiva PSCs: células estaminais derivadas do periósteo; SGSCs: células estaminais derivadas da glândula salivar

Células estaminais do epitélio

Embora tenham sido feitos progressos significativos com as células estaminais mesenquimais, não existe informação disponível sobre a utilização de células estaminais epiteliais em humanos. Isto deve-se principalmente ao facto de os ameloblastos e os precursores dos ameloblastos serem eliminados logo após a erupção dos dentes. Estão presentes apenas durante o período da odontogénese. A tecnologia das células estaminais parece ser a única possibilidade de recriar uma superfície de esmalte.[7]

Células estaminais mesenquimais

As células estaminais mesenquimais (MSC) são as células que possuem uma elevada capacidade de auto-renovação e com capacidade de diferenciação em linhagens mesodérmicas. São células estaminais que formam a cartilagem, o osso, o tecido adiposo e o músculo esquelético. Participam também na formação de muitas estruturas craniofaciais. Quando utilizadas autologicamente, não apresentam o risco de rejeição imunitária. As MSC têm sido utilizadas de forma alógena para curar grandes defeitos. [7]

A polpa dentária é rica em MSCs. As células estaminais são observadas principalmente no microambiente perivascular e permanecem quiescentes. Expressam caraterísticas básicas das células estaminais.[5] Com base na evidência de um grande número de estudos em animais, estas células são adequadas para aplicações de engenharia de tecidos dentários e não dentários.[8] Estudos recentes demonstraram que as células estaminais dos tecidos dentários de dentes decíduos ou permanentes podem ser um recurso importante para a terapia celular devido à sua natureza facilmente acessível (Gronthos et al., 2000, 2002). As primeiras células estaminais adultas isoladas e expandidas obtidas da polpa dentária de dentes humanos permanentes foram denominadas células estaminais da polpa dentária (DPSC), enquanto as células estaminais adultas da polpa de dentes decíduos esfoliados humanos obtidos de crianças de 6 a 10 anos de idade foram designadas células estaminais de dentes decíduos esfoliados humanos (SHED).[8]

As células estaminais dentárias são novos alvos como fonte de células estaminais para investigação:

- As populações de células estaminais da polpa podem ser a alternativa mais viável às células estaminais do cordão umbilical.
- A recuperação da polpa é simples, através da extração ou extirpação da polpa de dentes permanentes ou de dentes esfoliantes em crianças, e não acarreta qualquer morbilidade associada;
- Uma elevada percentagem de células estaminais está presente no tecido pulpar.
- As células estaminais dentárias são capazes de se diferenciar ou transformar em vários tipos de células, como osso, dentina, cartilagem, gordura, nervo e músculo. As células estaminais dentárias também demonstraram compatibilidade e ligação a vários biomateriais.[9]

No cenário atual, podemos isolar pelo menos cinco tipos diferentes de células estaminais mesenquimais dos tecidos dentários, incluindo células estaminais da polpa dentária (DPSC), células estaminais de dentes decíduos esfoliados humanos (SHED), células estaminais da papila apical (SCAP), células progenitoras do folículo dentário (DFPC) e células estaminais do ligamento periodontal. Com base em vários ensaios, as DPSC, as SHED e as SCAP apresentam um maior potencial para a regeneração da polpa.[10]

É bem conhecido que os dentes se desenvolvem a partir do ectoderma oral e do mesênquima derivado da crista neural. Esta crista neural (um tecido embrionário transitório) dá origem a células estaminais pós-migratórias da crista neural (NCSCs). Estas células são uma população de células estaminais pluripotentes e migratórias que apresentam um potencial de desenvolvimento semelhante ao das células estaminais embrionárias (ES). Apresentam propensão para se diferenciarem em vários tipos de células, tais como glia, neurónios, ossos, tendões, melanócitos, condrócitos, células endócrinas, células adiposas e outras. Durante as últimas fases do desenvolvimento, a pluripotência dos NCSCs torna-se restrita. Após o nascimento, as CTN mantêm a capacidade de auto-renovação e de "stemness".[11]

Capítulo 5

EMBRIOLOGIA E NICHO DE CÉLULAS ESTAMINAIS NO PASTA DENTÁRIA

Os dentes são formados a partir do ectoderma oral e do ectomesênquima (derivado da crista neural). O ectoderma forma o órgão do esmalte, que dá origem ao esmalte. O ectoderma interage com o ecto-mesênquima, o que resulta na formação da dentina, do cemento e do ligamento periodontal. Durante este processo, uma parte do ecto-mesênquima embrionário é encerrada no interior dos dentes, ou seja, na polpa dentária. Assim, estão envolvidos dois tipos de células estaminais: células estaminais epiteliais e células estaminais mesenquimais.

Nas primeiras investigações para identificar uma fonte de células estaminais, em animais como os ratos, que têm incisivos em erupção contínua, foi utilizada a sinalização Notch para as células estaminais epiteliais do dente. A Notch é uma molécula de sinalização essencial para regular o destino das células estaminais e a sua expressão é agora utilizada para identificar nichos de células estaminais na polpa. O nicho é um microambiente que sustenta as células estaminais. Os sinais celulares no nicho são responsáveis por determinar o destino da célula estaminal no que diz respeito à sua replicação/renovação ou diferenciação. Em modelos animais, a expressão de Notch-1 foi observada na camada subodontoblástica adjacente aos odontoblastos maduros da polpa e entre as células perivasculares. A superexpressão de Notch-2 foi observada no estroma pulpar, e a de Notch-3 foi limitada à região perivascular. Assim, pode concluir-se que existem múltiplos nichos de células estaminais na polpa, que incluem as células na região perivascular, as células indiferenciadas na camada subodontoblástica e as bolsas isoladas no estroma pulpar. O nicho das células estaminais (SCN) é um microambiente único em cada tecido que regula a proliferação, sobrevivência, migração, destino e envelhecimento das células estaminais/progenitoras, através de uma interação específica entre as células e de múltiplas moléculas bioactivas. A formação do nicho começa, de facto, no próprio desenvolvimento inicial e continua após o nascimento, durante a infância, fornecendo células para o crescimento e a auto-renovação do organismo. O SCN é ativado em resposta a doenças e a diferentes tipos de lesões para fornecer células para a regeneração dos tecidos. O SCN também está sob a influência de factores genéticos e/ou epigenéticos e/ou ambientais hereditários
factores. Estes factores desempenham um papel na modificação e no reforço dos seus efeitos durante a vida humana.

Os factores genéticos e epigenéticos são únicos para cada indivíduo, enquanto os factores ambientais são variáveis. A formação do SCN no DP dos dentes decíduos começa antes do nascimento e os SCNs são mantidos até a erupção dos dentes permanentes.[11]

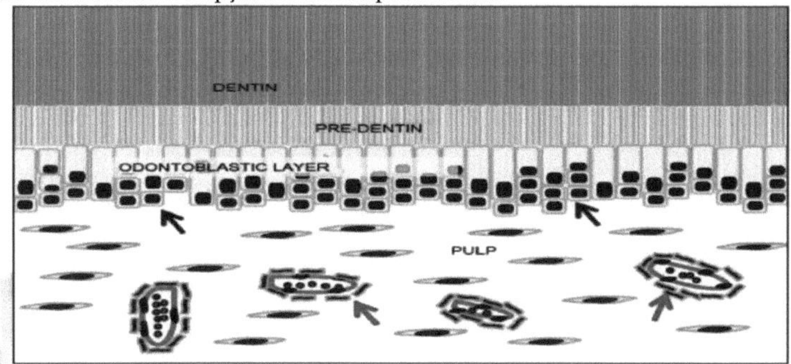

Representação esquemática de nichos putativos de células estaminais na polpa dentária. As células estaminais da polpa podem estar presentes entre as células indiferenciadas adjacentes à camada odontoblástica (setas verdes) ou no nicho perivascular adjacente aos vasos sanguíneos (setas vermelhas).

Ranganathan K, Vidya Lakshminarayanan. Células estaminais da polpa dentária. Jornal Indiano de Investigação Dentária, 23(4), 2012.

Capítulo 6

PROPRIEDADES DAS CÉLULAS ESTAMINAIS DA POLPA

A literatura publicada mostra que as células estaminais dentárias são semelhantes às células estaminais da medula óssea (BMSC) por exibirem marcadores de superfície semelhantes e proteínas de matriz responsáveis pela formação de tecido mineralizado como a dentina ou o osso (fosfatos alcalinos, osteocalceína e osteopontina).

As DPSC têm uma taxa de proliferação mais elevada (~30%) quando comparadas com as BMSC. De acordo com a literatura publicada, este facto pode ser atribuído à expressão de mediadores do ciclo celular, como a quinase-6 dependente da ciclina e o fator de crescimento semelhante à insulina, nas DPSC.

As células estaminais da polpa são capazes de se diferenciar em linhagens odontoblásticas, osteoblásticas, neurogénicas, adipogénicas, miogénicas, condrogénicas e melanocíticas in vitro e formar dentina ou osso.[9]

Capítulo 7

CÉLULAS ESTAMINAIS DE ESFOLIAÇÃO DENTES DECÍDUOS

Em 2003, o Dr. Songtao Shi descobriu inesperadamente células estaminais de dentes decíduos, utilizando os dentes decíduos da sua filha de 6 anos. Conseguiu isolar, cultivar e preservar a capacidade regenerativa destas células estaminais, tendo-lhes dado o nome de SHED (Stem cells from Human Exfoliated Deciduous teeth).[12] As células estaminais dos dentes decíduos esfoliados humanos (SHED) são, de facto, uma população de células estaminais pós-natais multipotentes capazes de uma proliferação extensiva. Durante o período da dentição mista, a reabsorção das raízes dos dentes decíduos e a subsequente esfoliação conduzem ao estabelecimento dos dentes permanentes. Os dentes decíduos esfoliados retêm alguma quantidade de polpa dentária que serve como futura fonte de células estaminais. As células SHED são semelhantes ao cordão umbilical, contendo células estaminais em muitos aspectos que podem oferecer uma fonte única de células estaminais pós-natais para potenciais aplicações clínicas.[13] Os investigadores descreveram algumas das caraterísticas das células SHED que as tornam um potencial candidato a fonte de células estaminais. Podem ser definidas como;

- Células estaminais altamente proliferativas
- Diferencia-se numa variedade de tipos de células, incluindo osteoblastos, células neurais, adipócitos e odontoblastos, e induz a formação de dentina e osso.

As células SHED podem gerar tecidos semelhantes a polpa de dentina com células distintas semelhantes a odontoblastos que revestem a matriz de dentina mineralizada gerada em suportes HA/TCP implantados em ratinhos imunodeficientes. As células SHED têm a vantagem adicional de uma elevada taxa de proliferação do que as DPSCs e as BMMSCs, o que sugere que representam uma população mais imatura de células estaminais multipotentes. As células SHED apresentaram perfis de expressão génica diferentes dos das DPSCs e das BMMSCs. Estes incluem genes relacionados com a proliferação celular e a formação da matriz extracelular, tais como o fator de crescimento transformador (TGF)-b, o fator de crescimento dos fibroblastos (FGF)2, o TGF-b2, o colagénio (Col) I e o Col III, que são mais expressos nas células SHED do que nas DPSC. Em estudos de engenharia de tecidos, a diferenciação odontoblástica e endotelial ocorreu quando as células SHED foram semeadas em fatias de dente/estrutura e implantadas subcutaneamente em ratinhos imunodeficientes. Os tecidos resultantes assemelhavam-se muito aos da polpa dentária humana, e foi segregada dentina tubular mediada pela proteína BMP-2 derivada da dentina. Assim, as células SHED cumpriram todos os critérios necessários para a regeneração da polpa em ensaios com animais. Estes resultados, juntamente com os de outros estudos, sugerem que as células SHED de dentes decíduos esfoliados podem ser um excelente recurso para terapias com células estaminais, incluindo o transplante autólogo de células estaminais e a engenharia de tecidos em terapias endodônticas

regenerativas.[14]
As células estaminais dos dentes decíduos começam na 6ª semana durante a fase embrionária do desenvolvimento humano. As células "SHED" (Stem Cells from Human Exfoliated Deciduous teeth) são diferentes das células estaminais pós-natais (adultas), pois podem multiplicar-se rapidamente e crescer muito mais depressa do que as células estaminais adultas, o que sugere que estão menos maduras.
Além disso, têm o potencial de se desenvolver numa maior variedade de tipos de tecidos. As células SHED apresentam a capacidade de expressar proteínas nas suas superfícies celulares que lhes permitem diferenciar-se em polpa dentária, osso, dentina, células neurais e células adiposas (adipócitos).
Estudos demonstraram que as células SHED podem diferenciar-se em células nervosas mais rapidamente do que as células estaminais adultas isoladas de dentes permanentes. Estas são algumas das propriedades da SHED que podem ser exploradas para fins regenerativos. A propensão para a diferenciação das células SHED é explicada em pormenor na parte final desta dissertação.

CARACTERÍSTICAS SALIENTES DO BARRACÃO:

1. A polpa dentária remanescente derivada de dentes decíduos esfoliados contém uma população de células estaminais multipotentes.
2. Estas células estaminais podem ser isoladas e expandidas ex vivo, proporcionando assim uma população única e acessível de células estaminais a partir de um recurso tecidular inesperado.
3. Os dentes decíduos são significativamente diferentes dos dentes permanentes no que respeita aos seus processos de desenvolvimento, estrutura dos tecidos e função. Assim, as SHED têm uma taxa de proliferação mais elevada, maior duplicação da população celular, formação de aglomerados de células semelhantes a esferas, capacidade osteoindutora in vivo e incapacidade de reconstituir um complexo semelhante à dentina.
4. A SHED expressa marcadores de células neuronais e gliais, que podem estar relacionados com a origem das células da crista neural da polpa dentária. As células da crista neural desempenham um papel fundamental no desenvolvimento embrionário, dando origem a uma variedade de tipos de células, tais como células neurais, células pigmentares, músculo liso, cartilagem craniofacial e osso. Esta origem da crista neural confere às células SHED um potencial de diferenciação neural. Estudos anteriores demonstraram que as células estaminais derivadas da medula óssea também eram capazes de se diferenciar em células do tipo neural após transplante in vivo. [4]

TIPOS DE CÉLULAS ESTAMINAIS EM DENTES DECÍDUOS ESFOLIADOS HUMANOS

OS DENTES DECÍDUOS ESFOLIADOS PODEM DIFERENCIAR-SE EM VÁRIAS LINHAGENS, PELO QUE ENGLOBAM OS SEGUINTES TIPOS DE CÉLULAS ESTAMINAIS.
Adipócitos; Os adipócitos foram utilizados com sucesso para reparar danos no músculo cardíaco causados por um ataque cardíaco grave. Podem ser utilizados para tratar doenças cardiovasculares, doenças da coluna vertebral e ortopédicas, insuficiência cardíaca congestiva, doença de Crohn e para serem utilizados em cirurgia plástica.
Condrócitos e Osteoblastos: Os condrócitos e os osteoblastos têm sido utilizados com sucesso para regenerar osso e cartilagem adequados para transplante. Também têm sido utilizados para fazer crescer dentes intactos em animais.
Mesenquimais: As células estaminais mesenquimais têm sido utilizadas para reparar e regenerar a medula espinal e para restaurar a sensibilidade e o movimento em doentes humanos paralisados com lesões na medula espinal. As células estaminais mesenquimais são também úteis no tratamento de doenças degenerativas neuronais, como as doenças de Alzheimer e de Parkinson, a paralisia cerebral, etc. As células estaminais mesenquimais têm mais utilizações terapêuticas do que outros tipos de células estaminais adultas.[15]

PROPRIEDADES DO GALPÃO

Na maioria dos estudos, foram utilizadas apenas células SHED ou as propriedades foram comparadas com DPSCs, PDLSCs e BMMSCs, etc.
De acordo com os vários estudos, as SHED têm uma morfologia idêntica à das células estaminais embrionárias humanas em cultura. São células aderentes com forma fusiforme, de aspeto

fibroblástico.
A presença da população de células estaminais nas SHEDs foi superior à presente nas DPSCs. Este facto foi demonstrado pela expressão do transportador multidroga ABCG2 (o marcador da população lateral) que era mais elevada nas SHEDs do que nos dentes das DPSCs.
As SHEDs têm vários marcadores mesenquimais, tais como CD105 (endoglina), CD90, CD146 e CD44 (recetor de adesão celular). Nas culturas foram produzidos vários factores de crescimento (FGF, TGF-P, CTGF, NGF, BMP), que estavam envolvidos na proliferação celular e na formação abundante de matriz extracelular. Isto explica muito bem o carácter mesenquimal das células SHED. Mas os marcadores hematopoiéticos, os antigénios de linfócitos ou leucócitos estavam ausentes.
Representação esquemática da multipotência das células estaminais da polpa dentária.

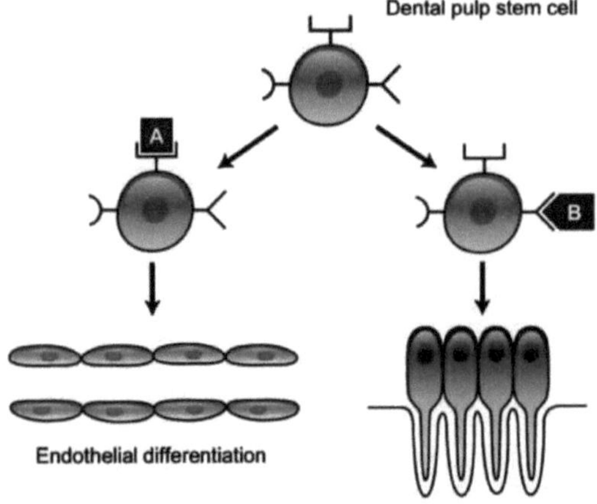

Luciano Casagrande - Mabel M. Cordeiro - Silvia A. Nör Jacques E. Nör. Células-tronco da polpa dentária na odontologia regenerativa. Odontologia (2011) 99:1-7
Foram efectuados vários estudos sobre as propriedades da SHED. As propriedades podem ser amplamente divididas em caraterísticas in vivo e ex vivo.

Caracterização in vitro de SHED-

Formação de aglomerados em forma de esfera:
As SHED proliferam mais rapidamente do que as DPSCs e as BMMSCs (SHED > DPSCs > BMMSCs). As SHED formam aglomerados em forma de esfera quando cultivadas em meio neurogénico, o que revela uma elevada capacidade proliferativa das células neurais. Este facto deve-se às células altamente proliferativas, que se agregam em aglomerados que aderem à placa de cultura ou flutuam livremente no meio de cultura. Os aglomerados em forma de esfera podem ser dissociados por passagem através de agulhas e subsequentemente cultivados em placas revestidas com gelatina a 0,1% como células fibroblásticas individuais.[4]
Subsequentemente, os investigadores também isolaram uma população lateral de SHED; e denominaram as células "DPSC imaturas" (IDPSC). Para além dos resultados acima referidos, observou-se que as IDPSCs expressam os marcadores de células estaminais embrionárias (ES) Oct4, Nanog, antigénios embrionários específicos das fases (SSEA-3, SSEA-4) e antigénios de reconhecimento de tumores (TRA-1-60 e TRA-1-81).[4]
Diferenciação de Multilinhagem In vitro: A SHED mostrou a capacidade de sofrer diferenciação osteogénica e adipogénica. As SHED em cultura expressam facilmente uma variedade de marcadores de células neurais. Quando estimuladas com um meio neurogénico, a expressão de B III-tubulina, GAD e NeuN aumenta, enquanto os outros marcadores neurais permanecem inalterados. Em condições neurogénicas, as SHED também apresentam processos multicitoplasmáticos em vez da morfologia fibroblástica típica. Foram também demonstrados potenciais miogénicos e condrogénicos.[4]

Caracterização in vivo de SHED-Produção de estruturas semelhantes a polpas de dentina mas sem formação de complexos: A SHED expandida ex vivo e transplantada para ratinhos imunocomprometidos produz células odontoblastóides específicas de humanos diretamente associadas a uma estrutura semelhante à dentina. A dentina regenerada expressa DSPP específica da dentina. No entanto, ao contrário das DPSC, as SHED são incapazes de regenerar um complexo dentina-polpa completo in vivo .[4]

Capacidade osteoindutora: Ao contrário das DPSCs, a SHED não é capaz de induzir células murinas receptoras a diferenciarem-se em células formadoras de osso in vivo.[4]

De acordo com vários ensaios, os clones SHED derivados de uma única colónia testados são capazes de induzir a formação óssea em ratinhos imunocomprometidos. No entanto, estas células SHED não são capazes de se diferenciar diretamente em osteoblastos, mas induzem a formação de novo osso através da formação de um modelo osteoindutor para recrutar células osteogénicas do hospedeiro murino. A SHED foi utilizada para reparar defeitos calvários de tamanho crítico em ratinhos com formação óssea substancial, fornecendo uma prova direta da capacidade osteoindutora. A partir de agora, pode assumir-se que os dentes decíduos podem não só fornecer orientação para a erupção dos dentes permanentes, mas também podem estar envolvidos na indução da formação óssea durante a erupção dos dentes permanentes.[4]

Os investigadores referiram que os SHED podem diferenciar-se em osteoblastos. O protocolo foi descrito pela primeira vez por Miura. De acordo com este protocolo, após 7 dias, o meio de cultura foi mudado para a-MEM suplementado com 10% de FCS, 2 mmol/L de L-glutamina, 10-7 mol/L de fosfato de sódio de dexametasona, 100 ^mol de L-ascorbato-2-fosfato (ASC-2P), 1,8 mmol/L de fosfato monopotássico (KH2P04) para dar uma concentração final de fosfato de 2,9

Após duas semanas, foi utilizada BMP-4 humana recombinante para induzir a diferenciação osteogénica. Os resultados foram avaliados através da análise de Western Blot. A análise Western Blot mostrou uma expressão aumentada dos marcadores osteogénicos e angiogénicos (CBFA1, ALP e MEPE), da sialoproteína óssea (BSP) e da fosfoproteína sialo dentinária (DSPP), após a indução.

Factores que afectam a diferenciação osteoblástica

- Métodos de isolamento
- Rigidez da matriz extracelular
- Fator de crescimento fibroblástico

--- Efeitos dos métodos de isolamento

As células SHED podem ser isoladas por dois métodos. Os estudos investigaram a influência dos métodos de isolamento na propensão para a diferenciação em osteoblastos, odontoblastos, etc. Os métodos de isolamento que foram comparados são;

- Dissociação enzimática
- Resultado direto

Os investigadores utilizam um protocolo de cultura semelhante para a indução da diferenciação odontogénica/osteogénica em SHEDs, isoladas por dois métodos de cultura diferentes, a fim de avaliar a formação de tecido mineralizado in vitro e a expressão de marcadores de diferenciação.

A SHED é isolada utilizando qualquer um dos métodos, quando exposta a fosfato de sódio de dexametasona, fosfato monopotássico e p-glicerofosfato, deu origem a estruturas mineralizadas em 3D.

As SHEDs isoladas por dissociação enzimática expressaram a taxa de mineralização e a quantidade de matriz mineralizada mais elevada em comparação com as SHEDs isoladas por crescimento direto.

Laino et al selecionaram e substituíram o meio de cultura com 20% de FBS por uma população de SHEDs selecionada, mostrando uma positividade significativa para c-kit STRO-1 e CD34 para obter diferenciação osteoblástica. Ao 30º dia de cultura, as células selecionadas começaram a formar centros agregados que induziram a formação de centros de ossificação hemisféricos. Observou-se que, ao dia 40, se formaram estruturas ósseas arredondadas em tecido 3D. Estas exibiram uma forte positividade para a fosfatase alcalina (ALP), vermelho de alizarina e calceína e foram remodeladas num osso lamelar contendo osteócitos após o transplante in vivo em ratos imunossuprimidos.

---Influência da matriz extracelular

A questão seguinte a resolver foi a influência da rigidez da matriz extracelular na diferenciação osteogénica das SHEDs. Esta questão foi investigada utilizando três graus diferentes de rigidez (dura, média, macia) de um substrato elástico de polidimetilsiloxano (PDMS), com uma gama que vai do osso ao tecido conjuntivo. Numa matriz de cultura de células com uma rigidez semelhante à do osso, a proliferação de SHEDs aumentou, ao passo que diminuiu significativamente numa superfície semelhante à do tecido conjuntivo. Além disso, uma superfície rígida em combinação com dexametasona aumentou a expressão de marcadores osteogénicos nas SHEDs.

Num estudo invitro, foi utilizada a estrutura tridimensional (3D) de colagénio denso, fabricada por compressão plástica de géis de colagénio pré-formados altamente hidratados. O aumento da concentração de cálcio e fosfato em condições osteogénicas, dentro dos andaimes semeados com células, em comparação com os andaimes acelulares, demonstrou que os andaimes 3D promovem a diferenciação e mineralização das células osteogénicas/odontogénicas.

-- Fator de crescimento fibroblástico

O terceiro fator que influenciou a diferenciação osteogénica das SHEDs foi o fator de crescimento fibroblástico. A propensão para a diferenciação foi inibida pelo tratamento com doses elevadas de fator de crescimento fibroblástico básico (bFGF). Isto leva à ativação da via da quinase regulada por sinal extracelular (ERK) ^, resultando numa formação reduzida de nódulos mineralizados. O bFGF em alta concentração também inibiu a expressão do mRNA da ALP, a atividade enzimática da ALP e a deposição mineral através da via de sinalização FGFR e MEK, e poderia atenuar a mineralização induzida pela sinalização Notch.

Vários estudos compararam o potencial de osteo-diferenciação das células SHED com outras células estaminais. Alguns desses estudos são aqui revistos.

- O potencial de diferenciação osteogénica das SHEDs, das células estaminais da polpa dentária (DPSCs), das células estaminais dos ligamentos periodontais (PDLSCs) e das células estaminais mesenquimais da medula óssea (BMMSCs) foi analisado em alguns estudos. A diferenciação osteogénica foi estimulada em SHEDs e em DPSCs utilizando um meio suplementado com 10% de FBS, 10-6 mol/L de dexametasona, 10 mmol/L de fosfato de 0-glicerol e 100 mmol/L de ácido L-ascórbico-2-fosfato, e ambos os tipos de células foram capazes de se diferenciar em osteoblastos, mas as SHEDs exibiram uma melhor capacidade de diferenciação.
- Para avaliar a capacidade das SHEDs para se diferenciarem em osteoblastos, o estado de expressão das caderinas (moléculas adesivas em células semelhantes a fibroblastos derivadas da polpa dentária de dentes decíduos) foi avaliado em células da polpa dentária derivadas de dentes permanentes e decíduos. Após 4 semanas em meio de diferenciação osteogénica, o nível de R-caderina foi fortemente expresso em

  Como a expressão de R-caderina estava relacionada com o estado de diferenciação osteogénica, e as células que expressavam R-caderina não expressavam marcadores específicos de osteoblastos (osterix e osteocalceína), os autores concluíram que a expressão de R-caderina restringe a multipotência das células da polpa dentária e que as SHEDs eram mais capazes do que as DPSCs de se diferenciarem em osteoblastos.
- A influência do ácido retinóico (AR) e da dexametasona (Dex) na proliferação e diferenciação osteogénica e no potencial osteogénico das SHEDs e das PDLSCs foi investigada e comparada por Chadipiralla et al. O estudo demonstrou que o tratamento com AR regula significativamente a expressão osteogénica e a atividade da ALP nas SHEDs após apenas 7 dias, enquanto a mineralização da matriz foi observada após 21 dias, e que a suplementação com insulina melhorou a diferenciação osteogénica induzida pelo AR nas SHEDs. Nas PDLSCs, o tratamento com AR regula positivamente apenas a expressão do gene ALP, embora a proliferação celular significativamente mais elevada tenha resultado numa maior deposição de cálcio após 3 semanas de cultura. A influência da AR na diferenciação osteogénica das SHEDs e das PDLSCs demonstrou ser mais forte do que a da Dex57.
- A comparação entre SHEDs e BMMSCs cultivadas em meio para diferenciação osteogénica

mostrou um potencial osteogénico semelhante e não foi detectada qualquer diferença aparente entre as duas culturas celulares.
Um estudo centrou-se na caraterização e no mecanismo de diferenciação em células formadoras de tecido mineralizado das SHEDs em comparação com as BMMSCs. O perfil de expressão genética revelou que as SHEDs estavam envolvidas na via de sinalização das proteínas morfogenéticas ósseas (BMP). Além disso, após estimulação com BMP-2, os níveis de expressão de genes relacionados com a osteogénese aumentaram em ambos os tipos de células. Foi observado por imunofluorescência que a proteína BMP-4 era fortemente expressa em SHEDs, mas apenas ligeiramente em BMMSCs. Os factores de transcrição TP53 (gene que induz a paragem do ciclo celular, apoptose, senescência, reparação do ADN ou alterações no metabolismo) e SP1 (um fator de transcrição humano envolvido na expressão de genes no desenvolvimento inicial de um organismo) influenciaram os processos de proliferação celular e diferenciação osteogénica nas SHEDs e nas células do folículo dentário (DFC). A transfecção de SP1 não teve influência significativa na atividade ALP das DFCs e SHEDs após 7 dias de diferenciação, enquanto a sobreexpressão de TP53 não afectou a proliferação mas aumentou significativamente a atividade ALP das DFCs e SHEDs. Os dados do microarray sugerem que a influência da sobreexpressão de TP53 foi mais pronunciada nas DFC, enquanto a sobreexpressão de SP1 teve um impacto mais forte nas SHED.

- **Potencial de diferenciação neural**
- O potencial de diferenciação neural das SHEDS foi documentado em muitos estudos, uma vez que estas células, em condições de indução não neuronal, expressaram os marcadores neurais, provavelmente devido à origem das células da crista neural da polpa dentária. A diferenciação neural das SHEDs ocorreu cerca de 4 vezes mais lentamente do que a observada na diferenciação neural das IDPSCs, tanto espontânea como induzida quimicamente com ácido retinóico e dimetilsulfóxido.
- Após 4 semanas de cultura na presença de suplemento B27, fator básico de crescimento de fibroblastos
- e do fator de crescimento epidérmico, as SHED perderam a sua aparência fibroblástica e adquiriram uma morfologia semelhante à neural, desenvolvendo processos multicitoplasmáticos, e mostraram um aumento do nível de expressão de pilltubulina, GAD e NeuN, enquanto os níveis de expressão dos marcadores de células gliais (nestina, GFAP, NFM, CNPase) permaneceram inalterados.
- *Para obter uma cultura mista de células neuronais/gliais, foi proposto um novo protocolo de diferenciação neuronal. O protocolo é o seguinte.*
- Após o meio de cultura padrão, as células foram cultivadas em meio SFM durante 5-7 dias e em meio neurogénico durante 7-10 dias, tendo depois sido expostas durante 14-21 dias a 1,5 mM de dibutiril AMPc, 10 ng/ml de fator de crescimento nervoso (NGF), 10 ng/ml de fator neurotrófico derivado da linha celular glial (GDNF) e 10 ng/ml de fator neurotrófico derivado do cérebro (BDNF).
- Além disso, demonstrou que as esferas derivadas da SHED (formadas em meio de cultura neurogénico), após incubação com um cocktail de citocinas, incluindo o ouriço sónico (SHH), o fator de crescimento dos fibroblastos 8 (FGF8), o fator neurotrófico derivado da linha celular glial (GDNF) e a forskolina, foram capazes de gerar uma população de células contendo neurónios dopaminérgicos específicos.
- Seguem-se alguns dos estudos em que as células SHED foram comparadas com outras células.
  - - Para avaliar a propensão para a linhagem neuronal, as SHEDs foram comparadas com DPSCs e células do folículo dentário (DFCs). A comparação entre SHEDs e DPSCs mostrou que a formação de neuroesferas e a expressão de marcadores neuroectodérmicos, nestina e marcador neuronal foram maiores nas DPSCs em relação às SHEDs, provavelmente pela grande expressão de nestina presente nas DPSCs, que parece ser essencial para a indução de neuroesferas. A comparação entre SHEDs e DFCs mostrou que ambos os tipos de células em meio de cultura padrão tinham morfologias semelhantes e padrões de expressão de genes semelhantes para marcadores de células estaminais, mas apenas as SHEDs expressavam um

marcador de células estaminais da retina (Pax6), o que poderia indicar um bom potencial de diferenciação de células neurais. Após cultura em diferentes meios de substituição de soro (SRM), as DFCs e SHEDs diferenciadas apresentaram diferentes padrões de expressão de marcadores de células neurais. Em cultura em SRM suplementada com B27, a expressão do gene da proteína 2 associada a microtúbulos (MAP2), marcador de células neurais tardias, foi aumentada nas DFCs e diminuída nas SHEDs. Na presença de suplemento de B27, fator básico de crescimento de fibroblastos e fator de crescimento epidérmico, os SHEDs formaram aglomerados de células semelhantes a neuroesferas e expressaram a proteína glial fibrilar ácida (GFAP), que foi fracamente ou não foi expressa nos DFCs.

Os estudos em animais também deram resultados positivos.

Neurogénese in vivo no cérebro do rato: O potencial de desenvolvimento neural foi estudado através da injeção de SHED no giro denteado do hipocampo de ratos imunocomprometidos.

As SHED podem sobreviver durante mais de 10 dias no microambiente do cérebro do rato e expressar marcadores neurais como o neurofilamento M (NFM). Esta descoberta é semelhante ao que foi demonstrado para as BMMSCs, que são capazes de se diferenciar em células do tipo neural após o transplante in vivo para o cérebro do rato. [4]

Assim, as SHED parecem representar uma população de células estaminais multipotentes que são talvez mais imaturas do que outras populações de células estaminais estromais pós-natais. As SHED expressam marcadores de células neuronais e gliais, o que pode estar relacionado com a origem das células da crista neural da polpa dentária. Enxerto in vivo em diferentes tecidos: Três meses após a injeção de IDPSCs no espaço intraperitoneal de ratinhos nus, as IDPSCs podem ser localizadas em vários tecidos e órgãos, incluindo fígado, baço e rim, sugerindo a sua potente plasticidade de diferenciação .[4]

Condrócitos

Os investigadores referiram que as células SHED podem diferenciar-se em condroblastos. A especificação da cultura necessária para o efeito é a seguinte. A diferenciação de condroblastos de SHEDs foi obtida utilizando misturas indutivas com componentes como insulina, transferrina, selénio+, fosfato de ácido Lascórbico-2, piruvato de sódio, Lprolina, fator de crescimento transformador-B, dexametasona, HEPES, BMP-6, FBS, albumina de soro bovino, penicilina, estreptomicina.

Kerkis et al obtiveram uma diferenciação condrogénica também a partir de IDPSCs substituídas numa cultura

meio suplementado com ácido retinóico e dimetilsulfóxido. Os primeiros sinais de diferenciação foram detectados após 1 semana de cultura. A diferenciação condrogénica das SHEDs e IDPSCs foi demonstrada através da presença de agregação de proteoglicanos de sulfato de anticondroitina (ACSP-AG), anticorpos anti-proteoglicanos de cartilagem fetal e coloração com azul de toluidina.

As células SHED e as DPSC foram comparadas relativamente ao seu potencial de diferenciação condrocítica. As culturas em micro massa de SHEDs e DPSCs; quando tratadas com BMP2, apareceram nódulos de condrócitos. Mas os níveis de marcadores condrogénicos (colagénio de tipo II, colagénio de tipo X e Sox 9) foram significativamente mais baixos nas DPSCs do que nas SHEDs. Assim, as SHED têm um maior potencial condrogénico do que as DPSC

Miócitos

A diferenciação miogénica das células SHED foi avaliada em alguns estudos. A diferenciação miogénica foi induzida suplementando o meio de controlo com 5% de soro de cavalo, 50 M de hidrocortisona, 0,1 M de dexametasona e 2% de FBS. Após 7 dias, houve formação de miotubos multinucleados, corados com violeta Cristal. Nas IDPSC, a diferenciação espontânea também foi observada através da manipulação da sementeira

densidade celular e o momento da transferência para um meio quimicamente definido (D-MEM suplementado com 20% de substituição de soro Knockout).

Observou-se que houve uma influência significativa da densidade celular na diferenciação miogénica. Observou-se que as SHEDs semeadas a baixa densidade após 6 dias eram capazes de se diferenciar em músculo esquelético, formando um grande número de miofibrilhas totalmente desenvolvidas com morfologia estriada cruzada, tal como confirmado pela análise de imunocoloração com anticorpos contra a titina e a-actinina (sarcomérica). Em vez disso, as SHEDs semeadas em alta densidade foram capazes de formar nódulos multicelulares de músculo liso e esferóides que expressavam actina (diferenciação em músculo liso).

Célula endotelial

Alguns estudos avaliaram a propensão para a diferenciação endotelial das células SHED. As SHED expostas a um meio de crescimento de células endoteliais (EGM-2MV) contendo rh EGF, hidrocortisona, 5% de FBS, rh bFGF, R3-IGF-1, ácido ascórbico e 2 ng/ml de rh VEGF, suplementado com 50 ng/ml de rh VEGF, diferenciaram-se em células endoteliais VEGFR2-positivas e CD31-positivas in vitro. Na regulação da diferenciação endotelial das SHEDs, o papel fundamental foi desempenhado pelo padrão de sinalização VEGF/MEK1/ERK. Este facto comprova a capacidade de diferenciação endotelial das células SHED, o que reforça a sua utilidade em procedimentos regenerativos.

Odontoblastos

Para obter a diferenciação de odontoblastos, as culturas SHED foram adicionadas com D-MEM suplementado com 0,5 M de vitamina D3, 50 mg/ml de 2-fosfato ascórbico, 10 nM de dexametasona e 10 mM de fosfato de p-glicerol. Após três semanas de cultura, a análise de RT-PCR mostrou a expressão de genes específicos de odontoblastos, tais como dentina

(DMP1) e a fosfoproteína sialo dentinária (DSPP), enquanto a área da matriz mineralizada foi corada com vermelho de alizarina.

Observou-se que as SHED; isoladas por dois métodos diferentes (dissociação enzimática vs crescimento direto) apresentaram caraterísticas diferentes após a diferenciação odontogénica. As SHEDs isoladas por dissociação enzimática produziram rapidamente tecido mineralizado, mas mantiveram a sua morfologia fusiforme, enquanto as SHEDs isoladas por crescimento direto, apesar da menor taxa de mineralização, adquiriram as caraterísticas fenotípicas de odontoblastos funcionais, com um alongamento celular típico e polarização dos corpos celulares vertical à matriz semelhante à dentina produzida.

Os SHEDs têm uma forte tendência para se induzirem em odontoblastos, como demonstrado após a estimulação com BMP-2, pela elevada expressão da fosfoproteína sialo dentinária (DSPP) e pelo elevado nível de

de genes associados à odontogénese e à morfogénese dentária.

Hepatócitos

A diferenciação de SHEDs em hepatócitos foi relatada pela primeira vez por Ishkitiev et al. Eles compararam SHEDs e DPSCs cultivadas por 3-4 semanas a 37°C em 5% de CO2 em um meio D-MEM suplementado com 10% de soro fetal de bezerro, 100 U/mL de penicilina e 100 mg/mL de canamicina. Para obter a diferenciação hepática, quando as células atingiram 70% de confluência, o meio de cultura foi suplementado com 20 ng/mL de fator de crescimento de hepatócitos humanos recombinantes e 2% de soro fetal de vitelo durante 5 dias, e com uma mistura de 10 ng/mL de Oncostatin M, 10 nmol/L dexametasona e 1% de Insulina-Transferrina-Selénio-X durante mais 15 dias.

Pouco depois da exposição ao meio de diferenciação durante 22-28 dias, tanto as SHEDs como as DPSCs mudaram a morfologia de células fusiformes, semelhantes a fibroblastos, para células poligonais e semelhantes a parênquima. Nesta fase, ambas as culturas apresentavam células positivas para

marcadores hepáticos específicos (alfa-fetoproteína, albumina e fator nuclear hepático 4 alfa) e para o fator de crescimento semelhante à insulina 1. Ensaios funcionais como a produção de ureia e o armazenamento de glicogénio indicaram que estas células eram funcionalmente próximas das células hepáticas. Não foram observadas diferenças significativas entre as SHED e as DPSC, mas foram detectadas elevadas contaminações de células não diferenciadas.

Por esta razão, dois anos mais tarde, os mesmos autores desenvolveram um protocolo que utiliza o anticorpo CD117 (recetor de membrana para o fator de células estaminais relacionadas com células de linhagem mesenquimal, endotelial e endodérmica) e técnicas de separação magnética para separar as células estaminais da polpa dentária humana e meio livre de soro para a sua diferenciação. Após a diferenciação, as análises imunofluorescentes mostraram que ambas as culturas de células eram positivas para todos os marcadores hepáticos testados e que ambos os tipos de células se diferenciaram numa linhagem hepática de elevada pureza.

Células pancreáticas

A literatura tem referido a diferenciação de células SHED em células pancreáticas. Seguem-se algumas revisões que comparam o potencial de diferenciação das células SHED em células pancreáticas.

- Govindasamy et al testaram o potencial das SHEDs para se diferenciarem em linhagens de células pancreáticas semelhantes a agregados de células semelhantes a ilhotas (ICAs). A diferenciação de SHEDs em ICAs foi efectuada em 3 fases: as SHEDs indiferenciadas foram ressuspendidas em meio isento de soro A (contendo meio de Eagle modificado de Dulbecco Knock Out, 1% BSA fração V de Cohn, isento de ácidos gordos, 1x-insulina-transferrina-selénio, 4 nM activina A, 1mM butirato de sódio e 50 ^M 2-mercaptoetanol) e colocadas numa placa de Petri; no terceiro dia, o meio foi mudado para SFM-B (contendo DMEM-KO, 1% de BSA, ITS e 0,3 mM de taurina); no quinto dia, o meio foi mudado para SFM-C (contendo DMEM-KO, 1,5% de BSA, ITS, 3 mM de taurina, 100 nM de péptido semelhante ao glucagon-1, 1 nM de nicotinamida e 1 x aminoácidos não essenciais). A diferenciação de SHEDs em ACIs foi confirmada pela coloração positiva para ditizona (concentração de 10 mg/mL de dimetilsulfóxido) e pela expressão de peptídeo C, Pdx-1, Pax4, Pax6, Ngn3 e Isl-1. Além disso, os ACIs do dia 10 exibiram funcionalidade in vitro, libertando insulina e péptido C de uma forma dependente da glucose. Quando se comparou o rendimento das ICAs geradas com o mesmo protocolo de três passos a partir de SHEDs e DPSCs, as SHEDs produziram mais ICAs em comparação com as DPSCs, com um tamanho mais aceitável, embora as diferenças de tamanho não tenham sido significativas entre os dois grupos. Por conseguinte, as SHED apresentaram um maior potencial de diferenciação do que as DPSC
- A capacidade das SHEDs CD117+ e das CD117+DPSCs para se diferenciarem em células pancreáticas foi investigada in vitro por Ishkitiev et al, aplicando o mesmo protocolo utilizado na diferenciação hepática. As células foram caracterizadas com PCR de transcrição reversa em tempo real para um painel de marcadores de linhagem embrionária. O número de genes expressos nos marcadores da linhagem mesodérmica, nos marcadores da linhagem endodérmica e nos marcadores de eixo/simetria/segmentação foi superior nas SHEDs em comparação com as DPSCs. Por outro lado, verificou-se uma maior expressão dos marcadores da linhagem ectodérmica, dos marcadores de desenvolvimento das células estaminais/embrionárias e de outros grupos de marcadores de pluripotência nas DPSC. Após a diferenciação pancreática in vitro, a expressão dos marcadores endócrinos específicos do pâncreas glucagon, somatostatina e polipéptido pancreático, bem como do marcador exócrino amilase-2a, foi inferior nas DPSC em comparação com as SHED, enquanto a expressão da insulina permaneceu fraca em ambas as culturas celulares. Para monitorizar a diferenciação pancreática, foi investigada a expressão de factores de transcrição relacionados com o desenvolvimento embrionário do pâncreas. Após a diferenciação, as SHEDs expressaram PDX1 (um fator-chave para iniciar o desenvolvimento de todos os tipos de células do pâncreas), HHEX (fator necessário para o desenvolvimento embrionário adequado de todo o pâncreas), MNX1 (fator de transcrição endodérmico no desenvolvimento de células 0), NEUROG3 (um fator-chave para o desenvolvimento do pâncreas endócrino), PAX4 (necessário para o desenvolvimento normal das células 0 e 5), PAX6 (necessário para o desenvolvimento dos tipos de células endócrinas pancreáticas, exceto as células a) e NKK6-1 (um fator de diferenciação das células 0).[18]

Aderência de células estaminais em construções de polpa dentária
Para explorar a possibilidade de regeneração endodôntica, a adesão de SHEDs dentro de construções de polpa dentária foi examinada através de um estudo in vitro. Para simular construções de polpa dentária, as SHEDs foram semeadas em dois tipos de estruturas 3-D (ácido poliláctico de células abertas e colagénio bovino). Estes foram inseridos, após vários tratamentos, em canais radiculares limpos e modelados de dentes humanos extraídos. As micrografias SEM mostraram que a aderência dos constructos de polpa dentária aos canais radiculares era semelhante em todos os grupos experimentais. A adesão à dentina radicular limpa e modelada dos SHEDs sem qualquer suporte sugeriu que as células estaminais da polpa não necessitavam de suportes para serem transplantadas para os dentes.
Outros factores que influenciam o potencial de diferenciação

- **Efeito do stress mecânico na diferenciação da SHED**
- Os marcadores de células estaminais das SHEDs pareciam ser influenciados pelo stress mecânico. Após a exposição das SHEDs a uma pressão contínua de 0 a 2,5 g cm2 durante 2 h, os níveis de ARNm de Rex-1, Sox-2, Oct-4 e Nanog aumentaram e o aumento da expressão do ARNm de Rex-1 foi dependente da força.
- Além disso, o stress mecânico induziu dramaticamente a libertação da expressão do ARNm das citocinas inflamatórias IL-6 e IL-8, mas não da IL-P e
  TFN-a, sugerindo o papel do stress mecânico na regulação do stemness através da interação IL-6-Rex-1.

As proteínas altamente expressas nas fracções citoplasmática e nuclear das SHED, identificadas por análise proteómica, revelaram um perfil proteómico muito semelhante ao das células semelhantes às MSC derivadas de outros tecidos.
Além disso, as SHEDS parecem ter propriedades imunitárias. De facto, num estudo in vitro, as SHED foram capazes de suprimir a ativação de linfócitos T humanos. Embora comparando-as com as BMMSC, a supressão foi atenuada e os mecanismos de imunossupressão foram diferentes.
As propriedades das células SHED podem, assim, ser resumidas como se indica na tabela. Este facto fornece provas conclusivas da utilidade das células SHED para a engenharia de tecidos e outros fins regenerativos.

Tabela n.º 1: Propriedades do SHED

Análise in vitro	Análise in vivo
Mutt (potencialidade	Formação de tecido ectópico
Dentlnogénico	Dentina Tecido semelhante à polpa
Adipogénese	Odontoblast como ce Ils
Condrogénio Ie	Sem formação de complexos dentina-polpa
Miogénico	Formação óssea
Neurogénico	
Osteo-indutivo	

A descrição pormenorizada das propriedades permite compreender a imensa utilidade clínica dos objectivos da engenharia de tecidos. Todos os dias se acumulam evidências a este respeito.

Capítulo 8

UTILIZAÇÃO DE GALPÃO NA ENGENHARIA DE TECIDOS

Foram efectuados muitos ensaios em animais e foram reunidas provas conclusivas relativamente à utilização de SHED para regenerar o osso e corrigir defeitos craniofaciais. Tanto os estudos in vitro como a investigação in vivo em modelos animais demonstraram que as células estaminais adultas derivadas dos dentes podem ser utilizadas para fazer crescer novamente as raízes dos dentes na presença de factores de crescimento adequados e de um suporte biologicamente compatível. Uma das maiores vantagens da terapia regenerativa é o seu carácter menos invasivo do que as próteses implantadas cirurgicamente. Está provado por estudos iniciais em animais que a força e a função do implante biológico em comparação com um implante dentário tradicional são comparáveis.[4] propriocepção dos dentes regenerados em comparação com o implante é outro ponto digno de nota.

As SHED são capazes de uma proliferação extensiva e de uma diferenciação multipotente, o que as torna um recurso importante de células estaminais para a regeneração e reparação de defeitos craniofaciais, perda de dentes e regeneração óssea.

Uma vez que as células SHED são capazes de produzir e segregar factores neurotróficos, podem ser benéficas para o tratamento de doenças neurodegenerativas e para a reparação de neurónios motores após um acidente vascular cerebral ou uma lesão.[4] A investigação futura investigará se as células estaminais derivadas dos dentes podem ser utilizadas para regenerar neurónios após uma lesão da medula espinal. Os enxertos ósseos de engenharia de tecidos serão úteis para os profissionais de todas as especialidades dentárias. As aplicações futuras podem também incluir articulações e suturas cranianas artificiais, que seriam especialmente úteis para os cirurgiões craniofaciais e buco-maxilo-faciais. Recentemente, num estudo que avaliou a capacidade das células estaminais da polpa dentária humana (hDPSC), isoladas de dentes decíduos, para reconstruir defeitos ósseos cranianos de grandes dimensões em ratos não imunossuprimidos (NIS), concluiu-se que as hDPSC são um recurso celular adicional para a correção de grandes defeitos cranianos em ratos e constituem um modelo promissor para a reconstrução de grandes defeitos cranianos humanos em cirurgia craniofacial.[4]

Foram isoladas células estaminais adultas da polpa dentária, do dente decíduo e do periodonto. Várias estruturas craniofaciais, tais como o côndilo mandibular, o osso calvário, a sutura craniana e o tecido adiposo subcutâneo, foram modificadas a partir de células estaminais mesenquimais. Afirmaram que a engenharia de tecidos craniofaciais é suscetível de ocorrer num futuro próximo.[4]

As SHED também são capazes de reparar defeitos parietais de tamanho crítico em ratinhos imunocomprometidos; no entanto, o osso carece de elementos da medula hematopoiética.[4] Assim, as SHED são capazes de formar osso e pequenas quantidades de dentina in vivo, em comparação com as DPSC que formam um complexo dentina/polpa. Miura et al. confirmaram que as SHEDs eram capazes de se diferenciar numa variedade de tipos de células em maior extensão do que as DPSCs, incluindo células neurais, adipócitos, células semelhantes a osteoblastos e odontoblastos. A principal tarefa destas células parece ser a formação de tecido mineralizado que pode ser utilizado para melhorar a regeneração óssea orofacial.[4]

As restrições éticas associadas à utilização de células estaminais embrionárias, juntamente com as limitações de fontes facilmente acessíveis de células estaminais autólogas pós-natais com potencialidades múltiplas, tornaram as SHED uma alternativa atraente para a engenharia de tecidos dentários. A utilização de SHED para a engenharia de tecidos pode ser mais vantajosa do que a das células estaminais de dentes humanos adultos; foi relatado que estas têm uma taxa de proliferação mais elevada do que as células estaminais de dentes permanentes e podem também ser retiradas de um tecido que é descartável e facilmente acessível. Assim, são ideais para pacientes jovens na fase de dentição mista que tenham sofrido necrose pulpar em dentes permanentes imaturos em consequência de traumatismo.[4] Como os dentes decíduos têm uma vida curta, o curto período de crescimento ativo do organismo é caracterizado pela manutenção de SCNs activos, ricos em células estaminais, que ainda não estão fortemente afectados pelo efeito cumulativo de factores genéticos e/ou ambientais. De facto, o PD de dentes decíduos fornece uma fonte de células estaminais saudáveis para futuras terapias celulares, quando comparado com o PD isolado de dentes permanentes.

POTENCIAIS APLICAÇÕES CLÍNICAS DA TERAPIA COM CÉLULAS ESTAMINAIS COM GALPÃO

As terapias baseadas em células estaminais estão a ser investigadas para o tratamento de muitas doenças, incluindo doenças neurodegenerativas, como a doença de Parkinson e a esclerose múltipla, doenças hepáticas, diabetes, doenças cardiovasculares, doenças auto-imunes e doenças músculo-esqueléticas. Podem ser utilizadas para a regeneração dos nervos após lesões cerebrais ou da espinal medula. Atualmente, os doentes estão a ser tratados com células estaminais para fracturas ósseas, cancro (transplantes de medula óssea) e cirurgia de fusão da coluna vertebral.

Novas terapias com células estaminais estão continuamente a ser analisadas, e algumas já foram aprovadas pela U.S. Food and Drug Administration. Como o número de pessoas afectadas por doenças degenerativas

Se o número de doenças continuar a aumentar, haverá uma maior necessidade de novas opções de tratamento para a população cada vez mais envelhecida. Colher e armazenar SHED agora garantirá a sua disponibilidade no futuro, quando forem mais necessárias.

A lista completa de doenças e afecções atualmente tratadas com células estaminais inclui

- Doenças das células estaminais
- Leucemia aguda e crónica
- Doenças proliferativas da mielo
- Síndromes mielodisplásicas
- Doenças linfoproliferativas
- Anomalias hereditárias dos eritrócitos
- Doenças de armazenamento lipossomal
- Doenças histiocíticas
- Distúrbios dos fagócitos
- Doenças congénitas do sistema imunitário
- Anomalias hereditárias das plaquetas
- Doenças e tumores malignos das células plasmáticas .[15]

ANO DE PUBLICAÇÃO	AUTORES	MÉTODOS USADO	CANDIDATURA	RESULTADOS
2003	Miura et al	Cultura in vitro e transplante in vivo	Dentina e construção óssea	Dentes decíduos esfoliados humanos (SHEDs) diferenciados em odontoblastos funcionais
2006	Laino et al	Cultura in vitro e transplante in vivo	Regeneração dos dentes	As SHEDs diferenciaram-se em osteoblastos e osteócitos.

2008	Cordeiro et al	Cultura in vitro e transplante in vivo	Regeneração dos dentes	As hDPSCs formaram um tecido pulpar com uma rede microvascular normal
2008	Kerkis et al	Cultura in vitro e transplante in vivo	Distrofia muscular	As DPSCs apresentaram bons resultados em doenças degenerativas humanas, como a distrofia muscular, o lúpus eritematoso e a doença de Parkinson.
2008	De Mendonça et al	Cultura in vitro e transplante in vivo	Regeneração óssea	As hDPSCs com uma membrana de colagénio aplicada a defeitos ósseos do crânio de ratos geraram um osso denso e maduro.
2008	Seo et al	Cultura in vitro e transplante in vivo	Defeitos da calvária	A SHED repara defeitos sem o recrutamento de elementos normalmente exigidos pelas células estaminais da medula óssea.
2009	Gomes et al	Cultura in vitro e transplante in vivo	Regeneração da córnea	As hIDPSCs foram utilizadas para a reconstrução do tecido da córnea.

2010	Ueda e Nishino	Cultura in vitro e transplante in vivo	Regeneração da pele	Os SHED melhoraram os danos cutâneos causados pelos UV-B.
2010	Yamaza et al	Cultura in vitro e transplante in vivo	Lúpus eritematoso	Os SHED utilizados cm ratos com lúpus eritematoso sistémico inverteram a doença.
2010	Wang et al	Cultura in vitro e transplante in vivo	Neuronal Regeneração	SHEDs diferenciadas em neurónios dopaminérgicos em roedores com doença de Parkinson
2011	Nishino et al.	Cultura in vitro e transplante in vivo	Regeneração da pele	As SHED transplantadas para uma ferida induziram a síntese de colagénio. As hDPSC interagiram com o fator de crescimento de fibroblastos básicos (bFGF)

O quadro acima mostra algumas das aplicações de células estaminais da polpa de dentes decíduos humanos em terapia celular e/ou bioengenharia.

Adaptado de;

Felipe Perozzo Daltoe. Priscila Pedra Mendonça. Andrea Mantesso. Maria Cristina Zindel Deboni. SHED ou DPSCs podem ser usadas para reparar/regenerar tecidos não dentários? Uma revisão sistemática de estudos in vivo. Braz Oral Res., (São Paulo) 2014; 28(1):1-7

Capítulo 9

ISOLAMENTO, CARACTERÍSTICAS E IDENTIFICAÇÃO DO GALPÃO

A população dentária deve estar ciente dos métodos de isolamento das células SHED, uma vez que são as primeiras pessoas que as podem recolher. Que dente deve ser preservado, quais as condições de armazenamento, tudo isto influencia o resultado da terapia. Nesta revisão, são descritos métodos de isolamento, caraterização, identificação, etc.

Determinação da viabilidade das células estaminais

Quando estamos a selecionar dentes para o isolamento de células estaminais, devemos sempre selecionar dentes com uma polpa vital. A vitalidade da polpa é essencial para a colheita de células estaminais viáveis. O suprimento sanguíneo para os tecidos pulpares entra pela área apical do dente. Assim, quando um dente é extraído, a polpa deve apresentar uma cor vermelha, indicando que a polpa recebeu fluxo sanguíneo até ao momento da remoção, o que é indicativo de viabilidade celular. Quando um dente é extraído, se a polpa tiver uma cor cinzenta, é provável que o fluxo sanguíneo para a polpa tenha sido comprometido e, portanto, as células estaminais estão provavelmente necróticas e já não são viáveis para a recuperação. Os dentes que ficam muito soltos, quer por trauma quer por doença (por exemplo, mobilidade de Classe III ou IV), têm frequentemente um fornecimento de sangue cortado e não são candidatos à recuperação de células estaminais. É por esta razão que a recuperação de células estaminais de dentes decíduos é preferível após uma extração em relação ao dente que está "preso por um fio" com mobilidade. As células estaminais pulpares não devem ser colhidas de dentes com abcessos apicais, tumores ou quistos.[17]

Sustentação das células estaminais

Na sequência de uma extração de um dente decíduo ou permanente ou de outro procedimento cirúrgico adequado, o dentista coloca a amostra de dente/tecido num frasco com tampa de rosca contendo uma solução salina hipotónica tamponada com fosfato, que fornece nutrientes e ajuda a evitar que o tecido seque durante o transporte. A colocação de um dente neste frasco à temperatura ambiente induz a hipotermia. O frasco é então cuidadosamente selado e colocado na termóstato; um suporte de mudança de fase de temperatura, após o que o suporte é então colocado num recipiente de transporte metálico isolado. A termóstato mantém o estado de hipotermia durante o transporte. Este procedimento é conhecido como sustentação. A viabilidade das células estaminais é sensível tanto ao tempo como à temperatura, pelo que é necessária uma atenção cuidadosa para garantir que a amostra se mantém viável. O tempo decorrido entre a colheita e a chegada à instalação de processamento ou armazenamento não deve exceder 40 horas.[17]

Seleção de dentes decíduos para colheita

Estudos relataram que podem ser usados dentes decíduos anteriores vitais da mandíbula ou da maxila. Os dentes decíduos distais ao canino não são recomendados para amostragem, devido a considerações anatómicas. A erupção dos dentes permanentes posteriores geralmente leva um tempo maior para reabsorver as raízes dos molares decíduos, o que pode resultar numa câmara pulpar obliterada que não contém polpa e, portanto, não contém células-tronco. Nalguns casos, a remoção precoce de molares decíduos por motivos ortodônticos (por exemplo, intervenção precoce para manutenção do espaço) apresentará uma oportunidade de recuperar estes dentes para o banco de células estaminais .[17]

Isolamento de células estaminais

Quando o banco de dentes recebe o frasco, é seguido o seguinte protocolo. A superfície do dente é limpa lavando-a três vezes com solução salina tamponada com fosfato de Dulbecco sem Ca++ e Mg++ (PBSA), após o que se procede à desinfeção com um reagente de desinfeção, como a iodopovidona, e lavando-a novamente com PBSA. O tecido pulpar é isolado da câmara pulpar com uma pinça pequena esterilizada ou uma escavadora dentária. A polpa rica em células estaminais também pode ser lavada com água salgada a partir do centro do dente. O tecido pulpar contaminado é colocado numa placa de Petri estéril que foi lavada pelo menos três vezes com PBSA. O tecido é então digerido com colagenase tipo I e Dispase durante 1 hora a 37°C. Depois disso, as células isoladas são passadas através de um filtro de 70 um para obter suspensões de células individuais. Em seguida, as células são cultivadas num meio para células estaminais mesenquimais (MSC) que consiste num meio essencial mínimo alfa modificado com 2 mM de glutamina e suplementado com 15% de soro fetal bovino (FBS), 0,1 mM de L-fosfato de ácido ascórbico, 100 U/ml de penicilina e 100 ug/ml de estreptomicina a 37°C e 5% de CO2 no ar. Normalmente, as colónias isoladas são visíveis após 24 horas. Podem ser obtidas diferentes linhas celulares, tais como odontogénicas, adipogénicas e neurais, alterando o meio MSC.[16]

Assim, a qualidade e a quantidade de soro fetal bovino (FBS) adicionado ao meio de cultura basal, a utilização de digestão enzimática, a adição de factores de crescimento e outras alterações introduzidas no protocolo de isolamento de células estaminais podem contribuir para a seleção ou propagação de diferentes populações de células estaminais e/ou progenitoras: SHED e IDPSCs.

- células estaminais imaturas da polpa dentária (IDPSC)
- CAIXA.

Para o **isolamento das IDPSC**, o tecido pulpar picado foi colocado numa placa de cultura com meio de Eagle modificado por Dulbecco (D-MEM) suplementado com 15-20% de soro fetal bovino (FBS), 100 U/mL de penicilina, 100 ^g/mL de estreptomicina e 0,25 ^g/mL de anfotericina e incubado a 37°C em 10% de CO2, utilizando o método de crescimento direto das células. As células que cresceram em confluência foram transferidas para um balão grande de 75 cm2 e depois passadas continuamente para outras experiências. A Figura 1B demonstra o processo de derivação de IDPSC.

Para a derivação de IDPSC a partir de PD, foi utilizado o método de explante de tecido sem digestão enzimática. O tecido foi colocado numa placa de cultura e foi cultivado num meio de cultura basal semelhante ao das células ES

Para o **isolamento da SHED**, a polpa dentária foi picada e digerida numa solução de 3 mg/ml de colagenase tipo I e 4 mg/ml de dispase durante 1h a 37°C, utilizando a dissociação enzimática descrita pela primeira vez em 2003 por Miura etal.

Utilizando a digestão enzimática da PD, foram obtidas suspensões de células individuais. Além disso, estas células foram cultivadas num meio de cultura basal, que é semelhante ao utilizado para a cultura de BM-MSC. Este meio de cultura é composto por meio de Eagle modificado de Dulbecco (DMEM) com baixo teor de glucose e suplementado com 10% de FBS. A suspensão de uma única célula obtida de um dente é capaz de gerar aproximadamente 12 a 20 colónias de células. Após um curto período de proliferação (*1 semana), estas colónias de células múltiplas foram colhidas e expandidas in vitro como SHED. A análise por citometria de fluxo (FACS) revelou uma população heterogénea de SHED, que contém 9% de células STRO-1-positivas.

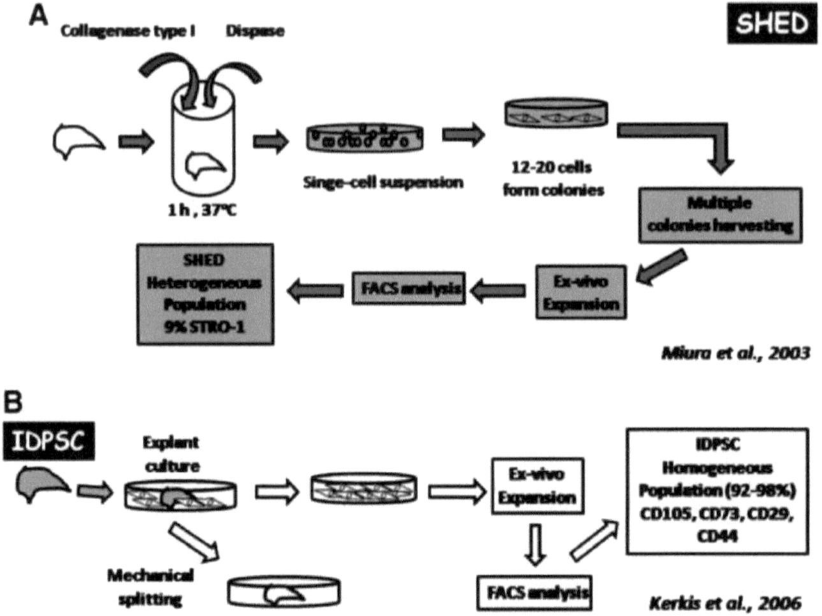

Protocolos de isolamento de SHED (A) e IDPSC (B).

(A) Isolamento de SHED: a polpa dentária (PD) é tratada com colagenase tipo 1 ou dispase durante 1 h a 37C; a suspensão de células foi obtida e semeada numa placa de Petri a baixa densidade. De 12 a 20 colónias de células foram obtidas de cada incisivo esfoliado. Estas colónias foram colhidas e misturadas. As células foram posteriormente expandidas e analisadas por citometria de fluxo (FACS). Como resultado, obteve-se uma população heterogénea de SHED, entre as quais 9% das células eram positivas para o anticorpo anti-STRO-1. (B) Isolamento de IDPSC: a cultura de explantes seguida de expansão ex vivo e análise por citometria de fluxo produziu uma população padronizada relativamente aos anticorpos anti-CD105 (SH-2), CD73 (SH-3, 4), CD29 e CD44. A PD foi dividida mecanicamente e transferida para outra placa de Petri para posterior crescimento e produção de células. SHED, células estaminais de dentes decíduos esfoliados humanos; IDPSC, células estaminais imaturas da polpa dentária.

As primeiras células em crescimento aparecem após 7-10 dias de cultivo in vitro. Em seguida, o explante DP foi transferido mecanicamente para outra placa de cultura, onde produziu continuamente as células. As células remanescentes no prato de cultura foram colhidas por digestão enzimática e foram expandidas ou criopreservadas em passagens iniciais. A expansão ex vivo das IDPSCs leva ao isolamento de uma população multicelular padronizada em relação à expressão de vários marcadores ectomesenquimais, como CD105 (SH2), CD73 (SH3), nestina e outros.

Após o isolamento dos explantes de tecido dentário e das células estaminais, foram obtidas suspensões unicelulares através da passagem da massa celular por um filtro com poros de 40-70 ^m e cultivadas em meio de crescimento.

Na literatura, são normalmente utilizados dois meios diferentes:

1. aModificação do meio de Eagle (a-MEM) suplementado com 20% de soro fetal de vitelo (FCS), 100 ^mol/L de ácido l-ascórbico 2-fosfato, 2 mmol/L de l-glutamina, 100 unidades/mL de penicilina, 100 ^g/ml de estreptomicina, a 37°C em 5% de CO2.
2. Meio Eagle modificado Dulbecco (D-MEM) suplementado com 1020% de soro fetal

bovino (FBS), 100 U/mL de penicilina, 100 ^g/mL de estreptomicina e 0,25 ^g/mL de anfotericina a 37°C em 10% de CO_2.

Num estudo, o meio de Eagle modificado de Dulbecco (KO-DMEM) suplementado com 10% de FBS foi utilizado como meio basal, demonstrando que as SHED podem ser expandidas com a maior eficiência neste meio. No entanto, estes meios de cultura, suplementados com produtos de origem animal, podem conter proteínas tóxicas ou imunogénicas, capazes de desencadear uma resposta imunitária, e agentes patogénicos animais, que aumentam o risco de contaminação nos seres humanos.

Hirata et al utilizando D-MEM com aditivos antibióticos e antimicóticos suplementados com vários As combinações de factores de crescimento, em particular 1% de insulina-transferrina-selénio-X (ITS-X), registaram uma boa taxa de sobrevivência, uma melhor taxa de proliferação e a expressão mais forte de todos os marcadores de células estaminais.

Noutro estudo de Tarle et al, verificou-se que a proliferação de células em quatro meios diferentes sem soro (K-M) era significativamente inferior à proliferação de células em meios padrão contendo soro (FBS-M). No entanto, quando as placas de cultura de tecidos de fibronectina (FM) pré-revestidas foram utilizadas para fornecer um suporte de crescimento e fixação para as células cultivadas no meio isento de soro, as SHEDs foram capazes de proliferar a taxas mais elevadas do que as células cultivadas em meio contendo soro. No entanto, o potencial osteogénico e a multipotência foram semelhantes entre as SHEDs cultivadas em K-M e as cultivadas em FBS-M27.

Estudos têm destacado a suplementação de BFGF, para a diferenciação de células estaminais. A suplementação do fator básico de crescimento de fibroblastos (bFGF) no meio de cultura parece desempenhar um papel significativo na capacidade de auto-renovação e na manutenção do stemness das SHEDs. Num estudo in vitro, a eficiência das unidades formadoras de colónias e a expressão do ARNm dos marcadores de células estaminais foram aumentadas pelo tratamento com bFGF a curto prazo (48 horas) e pela passagem posterior da suplementação com bFGF a longo prazo, embora neste último caso o efeito não tenha sido robusto.[18]

Armazenamento de células estaminais

À luz da investigação atual, é utilizada uma das duas abordagens seguintes para o armazenamento de células estaminais.

a) Criopreservação
b) Congelação magnética

Criopreservação: É o processo de preservação de células ou tecidos inteiros através do seu arrefecimento a temperaturas negativas. A estas temperaturas de congelação, a atividade biológica é interrompida, assim como quaisquer processos celulares que conduzam à morte celular. A SHED pode ser armazenada com sucesso a longo prazo através da criopreservação e continuar a ser viável para utilização. Estas células podem ser criopreservadas durante um longo período de tempo e, quando necessário, cuidadosamente descongeladas para manter a sua viabilidade. As células colhidas perto do fim da fase de crescimento logarítmico (aproximadamente 80-90% confluentes) são as melhores para a criopreservação. A amostra é dividida em quatro crio-tubos e cada parte é armazenada num local separado no sistema criogénico, de modo a que, mesmo na eventualidade improvável de um problema com uma das unidades de armazenamento, haja outra amostra disponível para utilização. As células são conservadas em vapor de azoto líquido a uma temperatura inferior a -150°C. Isto preserva as células e mantém a sua latência e potência. Num frasco, 1-2x 106 células em 1,5 ml de meio de congelação é o ideal. Um número demasiado baixo ou elevado de células pode diminuir a taxa de recuperação.

Suchánek J et al (2007) estabeleceram um protocolo de isolamento de células estaminais da polpa dentária (DPSCs) e de cultivo de DPSCs a partir de dentes adultos ou esfoliados, e compararam estas células com culturas de células progenitoras mesenquimais (MPCs). Em comparação com as MPCs da medula óssea, as DPSCs partilhavam caraterísticas biológicas e propriedades de células estaminais semelhantes. Os resultados provaram que as DPSCs e as MPCs eram altamente proliferativas; células clonogénicas que podem ser expandidas para além do limite de Hay flick e permanecer citogeneticamente estáveis.

Papaccio G et al (2006) estudaram a diferenciação e as propriedades morfofuncionais de células derivadas de células estaminais após criopreservação a longo prazo para avaliar o seu potencial de armazenamento a longo prazo com vista a uma utilização subsequente em terapia. Concluíram que as células estaminais da polpa dentária

As células e as suas células derivadas de osteoblastos podem ser criopreservadas a longo prazo e podem revelar-se atractivas para aplicações clínicas.

Congelamento magnético: A Universidade de Hiroshima utiliza o congelamento magnético em vez do congelamento criogénico. Esta tecnologia é designada por CAS e explora o fenómeno pouco conhecido de que a aplicação de um campo magnético, mesmo que fraco, à água ou ao tecido celular reduz o ponto de congelação desse corpo até 6-7 graus Celsius. A ideia do CAS é arrefecer completamente um objeto abaixo do ponto de congelação sem que ocorra a congelação. Isto garante a distribuição da temperatura baixa sem os danos na parede celular causados pela expansão do gelo e a drenagem de nutrientes devido à ação capilar, como normalmente acontece com os métodos de congelação convencionais. Depois de o objeto ter sido uniformemente arrefecido, o campo magnético é desligado e o objeto congela instantaneamente. A empresa da Universidade de Hiroshima foi a primeira a demonstrar esta nova tecnologia. Utilizando o CAS, a Universidade de Hiroshima afirma que pode aumentar a taxa de sobrevivência das células num dente para um valor elevado de 83%, em comparação com 63% para o azoto líquido (-196 graus C), 45% para o congelamento ultra-frio (-80 graus C) e apenas 21,5% para um congelador doméstico (-20 graus C).

A manutenção de um sistema CAS é muito mais barata do que a criogenia e também mais fiável.[15]

Imunofenotipagem

A SHED é uma população multicelular heterogénea de células estaminais. Uma pequena proporção de SHED expressou uma proteína STRO-1 (9%), que potencialmente define um subconjunto de progenitores multipotentes que também é considerado um marcador de precursores de osteoblastos. A análise de colónias derivadas de uma única célula confirmou a heterogeneidade da população SHED. As colónias de células derivadas de SHED apresentaram caraterísticas morfológicas e funcionais (proliferação e diferenciação celular) variáveis. Em estudos posteriores, verificou-se que uma variedade de marcadores estromais, vasculares, ósseos e neuronais eram expressos pela SHED, tais como a fosfatase alcalina, a fosfoglicoproteína extracelular da matriz, o fator básico de crescimento dos fibroblastos (FGF), a endostatina, fator de ligação ao núcleo, domínio runt, subunidade 1, osterix, osteocalceína, nestina, bio-tubulina, ácido glutâmico descarboxilase, núcleos neuronais, proteína ácida fibrilar glial (GFAP), neuro-filamento M (NFM) e 20,30-nucleótido cíclico-30-fosfodiesterase. Além disso, a expressão de CD146 (MUC18), uma glicoproteína transmembrana integral de 118 KD, que foi identificada como um marcador de pericitos, também foi observada na SHED. A expressão de CD146 em SHED varia entre *48% e *66%.

Estudos revelaram que as IDPSC são uma população de células estaminais multicelulares que exprimem marcadores de células progenitoras/estaminais mesenquimatosas da crista neural, tais como CD105 (Endoglin), CD73, CD29 (integrina b-1), CD44 e nestina. Além disso, as IDPSCs expressam marcadores de células ES, tais como Oct-4, Sox2 e Nanog. A expressão de marcadores de células ES persiste durante várias passagens na população multicelular de IDPSC e em colónias derivadas de células individuais. No entanto, a expressão de Oct-4 e Nanog é reduzida após a indução da diferenciação. Parece que as IDPSCs não expressam marcadores de células comprometidas.

As IDPSC revelaram uma elevada capacidade de clonagem, que varia entre 70% e 98% entre populações de células isoladas de diferentes doentes. As colónias derivadas de células únicas de IDPSC tinham uma morfologia quase idêntica, apresentavam um padrão de expressão genética semelhante e propriedades de diferenciação semelhantes às da população multicelular de IDPSC. Foi demonstrado que a capacidade de clonagem das IDPSCs se mantém após a criopreservação. Estudos mais recentes descreveram populações de DTSC que partilhavam propriedades semelhantes com as SHED e/ou as IDPSC.

Estudos mais recentes descreveram populações de DTSC que partilhavam propriedades semelhantes com as SHED e/ou as IDPSC. Assim, Huang et al utilizaram a digestão enzimática para o isolamento das DTSC e utilizaram um meio de cultura basal de células ES suplementado com 20% de FBS

(Hyclone) para o cultivo. A população celular resultante (DTSC-1, aqui) partilhava caraterísticas fenotípicas semelhantes às das IDPSC. Estas células apresentaram uma elevada eficiência de clonagem (*83%), formando colónias robustas.

Nam e Lee isolaram duas populações distintas - células estaminais epiteliais da polpa dentária e DTSC-2 - utilizando digestão enzimática e dois meios de cultura de células diferentes - meio de cultura basal para queratinócitos e DMEM-baixa glucose suplementado com 10% de FBS (Hyclone). Todas as populações isoladas de DTSC apresentaram uma sobreposição total ou parcial no padrão de expressão dos marcadores analisados com as SHED e as IDPSC. Esta sobreposição no padrão de expressão genética também foi observada entre diferentes colónias de células derivadas da mesma linha de células ES.

Estes dados mostram que todas as populações de DTSC são compostas por células estaminais de origem ecto-mesenquimal em diferentes proporções.[11]

Comprimento dos telómeros

A divisão celular e a replicação do ADN resultam no encurtamento dos telómeros na maioria das células adultas. Este encurtamento é um mecanismo proposto para o envelhecimento celular e pode ter consequências importantes para a terapia celular. Nas células estaminais em proliferação ativa, observam-se telómeros longos (10-20 kb), ao passo que nas células somáticas o comprimento dos telómeros é de cerca de 5-15 kb. O estudo da variação do comprimento dos telómeros durante o cultivo in vitro de DTSCs de macaco rhesus demonstrou que os telómeros não foram significativamente encurtados nas passagens iniciais (P5) ou tardias (P17). Isto mostra que a viabilidade pode ser mantida para além de cinco.[11]

POTENCIAL DE DESENVOLVIMENTO

Uma quimera é um organismo composto por células de dois ou mais indivíduos da mesma espécie ou de espécies diferentes. A produção de quimeras pré-termo é um método atualmente utilizado para analisar o potencial de desenvolvimento das células estaminais humanas. O potencial de desenvolvimento das IDPSCs /SHED humanas foi testado em quimeras pré-termo de ratinho/IDPSC. Foi demonstrado que cinco a oito das IDPSCs foram capazes de sobreviver, proliferar e demonstrar uma contribuição significativa para a massa celular interna de blastocistos de ratinho, que atingiram a fase de eclosão (blastocistos eclodidos da zona pelúcida) após 48 h de cultura in vitro. Após a transferência destes blastocistos para ratinhos adoptivos, estes desenvolveram-se em embriões quiméricos pré-termo. A análise da distribuição das IDPSC em diferentes tecidos nestas quimeras demonstrou que as células humanas foram enxertadas em tecidos das três camadas germinativas embrionárias. A avaliação das suas caraterísticas funcionais mostrou que as células epiteliais derivadas das IDPSC expressam a proteína nuclear humana e a citoqueratina nos tecidos epiteliais do rato. Nos músculos do rato, formaram miotubos híbridos humano/rato, que expressaram miosina humana. Estes dados demonstram que as IDPSC e as SHED são biologicamente compatíveis com o ambiente fetal do ratinho e apresentam caraterísticas funcionais no contexto dos tecidos em que residem.

Propensão para a diferenciação

Foram distinguidos dois tipos de diferenciação de células estaminais in vitro: espontânea e induzida. A diferenciação induzida pode ser causada por indutores químicos, por exemplo, ácido retinóico, diferentes factores de crescimento ou outras moléculas biologicamente activas. A diferenciação espontânea das células estaminais é desencadeada pela confluência celular e/ou pela retirada de factores de crescimento ou substratos. A título de referência, sabe-se que as células ES sofrem uma diferenciação espontânea após a retirada de fibroblastos embrionários de ratinho (utilizados como camada de alimentação), ou de factores (fator inibidor da leucemia), que mantêm o seu estado indiferenciado. A diferenciação espontânea das IDPSCs, semelhante à das células ES, foi observada através da manipulação da densidade de sementeira das células e/ou do tempo da sua transferência para um meio quimicamente definido. A diferenciação osteogénica e adipogénica induzida em SHED foi conseguida utilizando um meio de cultura de indução especializado. As IDPSC também foram capazes de sofrer uma diferenciação induzida em músculo esquelético. A diferenciação neural das SHED e IDPSCs foi induzida utilizando um meio de cultura neurobasal suplementado com B27.

Tanto as SHED como as IDPSC foram capazes de formar aglomerados flutuantes do tipo neuroesfera (NSLCs) neste meio. As SHED cultivadas em monocamada diferenciaram-se em células semelhantes a neurónios que expressaram marcadores neuronais precoces e tardios. Os NSLCs derivados de IDPSC aderiram ao plástico e formaram estruturas semelhantes a rosetas, produzindo o crescimento de células semelhantes a neurónios, demonstrando um processo de diferenciação neuronal semelhante ao observado com células ES e com progenitores do sistema neural central. Após a diferenciação neuronal, observou-se que as IDPSCs formavam estruturas gliais/neuronais do tipo sanduíche, imitando a cultura primária de células neuronais.

Recentemente, foi demonstrada a capacidade dos DTSCs isolados de molares decíduos intactos para se diferenciarem em linhagens de células pancreáticas semelhantes a agregados de células semelhantes a ilhotas (ICAs). O compromisso com a linhagem de células pancreáticas foi confirmado nas ilhotas derivadas de DTSC pela coloração positiva com ditiozona e pela expressão do peptídeo C da pró-insulina, Pdx-1 (homeobox-1 duodenal pancreático), Pax4 e Pax6 (factores de transcrição de domínio emparelhado), Ngn3 (neurogenina 3) e proteínas Isle-1 (proteína potenciadora do gene da insulina). Além disso, no dia, as ICAs foram capazes de produzir insulina e péptido C de uma forma dependente da glucose, confirmando o seu estado funcional.

Diferenciação de células individuais

O potencial de diferenciação de células individuais pode ser rastreado por cultura clonal. As colónias derivadas de uma única célula foram obtidas a partir de SHED. Foi demonstrado que um quarto dos clones SHED gerava tecido ectópico semelhante à dentina, quando cultivado no suporte de pó cerâmico de hidroxiapatite/tri-fosfato de cálcio. Esta dentina era equivalente à gerada por SHED derivada de múltiplas colónias. Para avaliar a formação óssea in vivo, as colónias de SHED derivadas de uma única célula foram injectadas em ratinhos imunocomprometidos. Foi observada uma variação na quantidade de produção óssea entre as diferentes colónias derivadas de SHED: aproximadamente 40% delas induziram a formação de uma quantidade significativa de osso novo em ratinhos. Algumas destas colónias foram também capazes de induzir células murinas receptoras a diferenciarem-se em células formadoras de osso. Colónias de IDPSC derivadas de uma única célula foram transplantadas intra-peritonealmente em ratinhos imunocomprometidos. Estas colónias mostraram uma elevada capacidade de migração e um enxerto heterotópico robusto em todos os tecidos analisados, preferencialmente no fígado, baço, rim e medula óssea. Formaram aglomerados de células, que exibiram caraterísticas morfológicas do tecido recetor.[11]

Células iPS derivadas de células estaminais de dentes decíduos

As células iPS têm sido consideradas como uma alternativa às células ES humanas, a fim de evitar os problemas éticos da destruição de embriões e de produzir células pluripotentes compatíveis com os doentes. As células iPS podem ser geradas através da reprogramação de células terminalmente diferenciadas ou de células estaminais/precursoras por meio da sobreexpressão de factores de transcrição específicos, como Oct3/4, Nanog, Sox-2, c-Myc e Klf-4, que são responsáveis pela pluripotência. Essas células humanas reprogramadas são comparáveis às células ES humanas, especialmente no que respeita à sua capacidade de diferenciação. A eficiência da reprogramação varia significativamente entre os diferentes tipos de células iniciais. É menor nas células terminalmente diferenciadas, como os fibroblastos, ao passo que as células adultas menos diferenciadas ou indiferenciadas passam pelo processo de reprogramação de forma mais rápida e eficiente. Dois estudos recentes demonstraram a derivação de células iPS a partir de células SHED e IDPSCs. Estas células apresentam diferenças significativas no protocolo e na eficiência da reprogramação. As SHED exigiram várias tentativas e duas rondas de transdução viral para a reprogramação, enquanto as IDPSCs demonstraram a formação de pequenas colónias, que expressam marcadores de células estaminais pluripotentes, 5 dias após a transdução. Após 11 dias, as primeiras colónias de células iPS derivadas de IDPSC podem ser colhidas. As células iPS derivadas de SHED necessitam de camadas de alimentação de fibroblastos embrionários de ratinho (MEF) para o isolamento e crescimento das células iPS. As IDPSC podem ser facilmente reprogramadas em células iPS na ausência de MEF. As células iPS derivadas de SHED também requerem um tempo mais longo para a formação de teratomas em comparação com as IDPSCs. Ambos os tipos de células, SHED e IDPSCs, demonstraram uma eficiência de reprogramação significativamente maior do que a dos fibroblastos. O estabelecimento de células iPS a partir de DTSCs poderá ser útil para o estudo de doenças e perturbações pediátricas.[11]

Células estaminais de dentes decíduos versus DPSCs

Os PDs dos dentes decíduos e permanentes diferem tanto a nível anatómico como funcional e, por isso, podem determinar de forma diferente o destino das células estaminais. O perfil de expressão dos genes determina a capacidade dos tecidos e das células estaminais para se diferenciarem numa linhagem específica. Esta análise também permite uma composição das propriedades de diferentes populações de células estaminais isoladas da mesma ou de diferentes fontes. A análise de microarranjos de ADN revelou 4386 genes com uma expressão diferencial entre DPSCs e DTSCs (SHED) de 2,0 vezes ou mais. Em particular, foi observada uma expressão mais elevada nas DTSCs para os genes relacionados com a pluripotência (OCT4, SOX2, NANOG e REX-1), a proliferação celular e a matriz extracelular, incluindo várias citocinas, tais como o fator de crescimento dos fibroblastos e o fator de crescimento tumoral b. A regulação positiva mais proeminente foi observada na expressão de colagénios (Col I, III, VII e XIII) e proteoglicanos (Glypican e Versican). Ambos os estudos inferem que as DTSCs mantiveram, enquanto as DPSCs perderam, a sua plasticidade através da passagem. No seu conjunto, estes resultados fornecem uma prova adicional da divergência nas propriedades das células estaminais entre as DTSCs (dentes decíduos) e as DPSCs (dentes adultos) e indicam que as DTSCs podem ser úteis para a terapia de regeneração baseada em células, não só para doenças orais, mas também para doenças sistémicas.[11]

Capítulo 10

BANCO DE CÉLULAS ESTAMINAIS

Os investigadores descobriram que a polpa dos dentes decíduos esfoliados contém condrócitos, osteoblastos, adipócitos e células estaminais mesenquimais. Todos estes tipos de células têm um enorme potencial para o tratamento terapêutico de: Doenças degenerativas neuronais, como Alzheimer, Parkinson e ELA (Esclerose Lateral Amilotrófica ou Doença de Lou Gehrig); doenças cardíacas crónicas, como insuficiência cardíaca congestiva e doença cardíaca isquémica crónica; doença periodontal e crescimento de dentes e ossos de substituição.

Tendo esta premissa em mente, o conceito de banco de dentes popularizou-se e várias empresas criaram bancos de dentes para explorar o potencial desta nova e inovadora abordagem para preservar as células estaminais e as células estaminais de outras fontes dentárias. Assim, a chave para o sucesso da terapia com células estaminais é colher as células e armazená-las em segurança até que um acidente ou uma doença exija a sua utilização. O banco de dentes não é muito popular, mas a tendência está a ganhar terreno, principalmente nos países desenvolvidos. Além disso, está agora provado que os dentes decíduos são uma melhor fonte de células estaminais terapêuticas para utilização em medicina regenerativa do que os dentes do siso e os dentes extraídos ortodonticamente.

Vantagens do banco SHED

- Proporciona um transplante autólogo para toda a vida.
- Procedimento simples e indolor.
- As células SHED são complementares às células estaminais do sangue do cordão umbilical.
- Útil para os familiares próximos do dador.
- Não estão sujeitas às mesmas preocupações éticas que as células estaminais embrionárias.

Relatos recentes demonstraram que o isolamento de CTDs parece estar relacionado com o processo fisiológico da reabsorção radicular. Os autores não conseguiram isolar DTSCs de
O PD dos pacientes, que não apresentavam qualquer reabsorção radicular visível. Apenas o PD dos dentes, que apresentavam níveis avançados de reabsorção radicular, foi capaz de gerar DTSCs. Após um maior cultivo in vitro, estas DPSCs tornaram-se indistinguíveis, no que diz respeito à taxa de proliferação e ao fenótipo imunitário, das DP sem reabsorção radicular visível.[4] De um ponto de vista prático, este resultado apoia o isolamento das DTSCs durante a erupção normal, evitando assim uma intervenção dentária precoce.

Considerando que atualmente o isolamento de BM-MSC é feito a partir de voluntários geneticamente distantes, a vantagem das DTSC é a possibilidade de serem utilizadas pelos pais, que partilham 50%, ou pelos avós, que partilham 25%, do background genético com o dador, minimizando também a distribuição de elementos genéticos desconhecidos presentes na população humana.[11]

É necessário armazenar células estaminais que possam funcionar como um recurso fundamental de materiais biológicos para projectos de investigação básica e avançada. Existem vários bancos de células estaminais, armazéns que preservam e mantêm células estaminais de origem ética obtidas de diferentes origens. No passado recente, surgiram iniciativas globais para abordar os processos de gestão e normalização da investigação e dos bancos de células estaminais. A "International Society for Stem Cell Research and the International Stem Cell Banking Initiative" é um dos pioneiros deste programa. Estes bancos também servem para congelar as células estaminais dentárias dos dentes de leite quando o dente primário anterior está a cair (as DPSC são preferidas para armazenamento). O dente é extraído pelo dentista e bem conservado num kit especial fornecido separadamente pelo banco de células estaminais. Este conjunto é depois transferido para os seus laboratórios especiais para colher as células estaminais dentárias e armazená-las confidencialmente no seu banco para cada criança até serem necessárias mais tarde para a própria criança ou para um membro da sua família. Na Índia, a "Life Cell International" foi o primeiro serviço de banco de células estaminais do sector privado, iniciado em Bangalore (Índia) no ano de 2009.

Inicialmente, através de abordagens individuais e empresariais, os custos de recolha e armazenamento das células estaminais eram pouco acessíveis (cerca de 3000 USD), razão pela qual não foi possível promover muito este método na Índia. Os bancos de células estaminais dentárias licenciados, a nível internacional e na Índia, utilizados para a criopreservação e o isolamento são os seguintes

No Japão, o primeiro banco de dentes foi criado na Universidade de Hiroshima e a empresa foi baptizada com o nome "***Three Brackets" (Suri Buraketto).***

- ***Bio-Eden (Austin, Texas), Stem Save e Store-a-Tooth (EUA)***
- ***O banco de dentes norueguês.***
- ***Na Índia, a Stemade Biotech Pvt. Ltd. (Deli, Chennai, Chandigarh, Pune e Hyderabad).***[12]
- ***Reliance life sciences, Deli.***
- ***Chamada para a vida, Chennai.***

Métodos de Banco de Dentes

O termo banco de dentes foi criado em 1966. Para realçar a utilização e a preservação de células estaminais dentárias para aplicação médica. Com o avanço da tecnologia de criopreservação, o primeiro banco de dentes comercial foi criado em 2004 na Universidade Nacional de Hiroshima, no Japão. "Cryo" significa frio em grego, e a criopreservação é um processo em que as células ou tecidos inteiros são preservados por arrefecimento a temperaturas negativas, normalmente -196°C. Na medicina reprodutiva, a criopreservação desempenha um papel muito importante na preservação de células e tecidos.

Critérios de elegibilidade dos dentes para a banca SHED

Os dentes, especialmente os incisivos e caninos primários sem patologia e com pelo menos um terço da raiz esquerda, contêm estes tipos únicos de células em número suficiente. Os dentes decíduos distais ao canino geralmente não são recomendados para amostragem porque a erupção dos dentes permanentes posteriores geralmente leva mais tempo para reabsorver as raízes dos molares decíduos, o que pode resultar numa câmara pulpar obliterada que não contém polpa e, portanto, não contém células estaminais. Nalguns casos, a remoção precoce de molares decíduos por motivos ortodônticos (por exemplo, intervenção precoce para manutenção do espaço) constitui uma oportunidade para recuperar estes dentes para o banco de células estaminais.[4]

Aspeto comercial da banca SHED

Estas células podem ser utilizadas da melhor forma para os doentes dos quais são colhidas e, em certa medida, para os seus familiares diretos e parentes de sangue. Como tal, é inevitável que a chave para o sucesso da terapia com células estaminais esteja na capacidade de colher as células no momento certo do seu desenvolvimento e de as armazenar em segurança até que um acidente ou uma doença exija a sua utilização. O armazenamento de SHED é considerado como um seguro biológico e um raio de esperança para o tratamento de várias doenças já discutidas neste documento. Até à data, o banco de dentes não é muito popular, mas a tendência está a ganhar terreno, sobretudo nos países desenvolvidos.[15]

Vantagens do banco SHED

- A principal vantagem do armazenamento de células SHED é o facto de proporcionar a garantia de um dador compatível (transplante autólogo) para toda a vida e de salvar as células antes de ocorrerem danos naturais.
- Simples e indolor tanto para a criança como para o pai e menos de um terço do custo do armazenamento do sangue do cordão umbilical.
- As células SHED são complementares às células estaminais do sangue do cordão umbilical.
- A SHED também pode ser útil para os familiares próximos do dador.[20]

Capítulo 11

UMA VISÃO GERAL DOS SISTEMAS REGENERATIVOS

TERAPIAS ENDODÔNTICAS

A terapia regenerativa é o futuro da medicina dentária e os endodontistas podem estar na vanguarda deste novo conceito. A endodontia regenerativa oferece a esperança de converter o dente não vital em vital novamente. Centra-se na substituição da polpa traumatizada e patológica por tecido pulpar funcional. A endodontia regenerativa aplica os princípios da medicina regenerativa, utilizando uma combinação de células estaminais específicas, estruturas tridimensionais e factores de crescimento para regenerar o complexo dentina-polpa e revitalizar os dentes. Atualmente, existem dois conceitos principais na endodontia regenerativa: A regeneração tecidular guiada e a engenharia de tecidos.[10]

TERAPIA REGENERATIVA - UM OLHAR SOBRE A HISTÓRIA

- Os alicerces da regeneração dentária foram lançados quando o estomatologista G. L. Feldman (1932) propôs que, através do princípio biológico assético da terapia dentária, se poderia conseguir a regeneração da polpa e utilizou obturações de dentina para estimular a regeneração da polpa.
- Em 1957, Gavrilov demonstrou a regeneração da dentina e do cemento da raiz do dente em cães.
- A regeneração da polpa, que foi a chave para os procedimentos endodônticos regenerativos, foi conceptualizada por Ostby em 1961.
- Investigadores posteriores, como Rule e Winter (1966), Nygaard Ostby e Hjortdal (1971) e Ham et al. (1972), trabalharam mais a este respeito.
- Em 2001, Iwaya et al. descreveram um procedimento denominado revascularização que resultou no espessamento das paredes do canal radicular e na continuação do desenvolvimento da raiz.
- Em 2004, Banchs e Trope propuseram um protocolo clínico para a revascularização de dentes imaturos infectados. Estes dois podem ser creditados por terem despertado o interesse na endodontia regenerativa.[24]

Com base nos princípios básicos da engenharia de tecidos

Peter Murray et al identificaram várias áreas principais de investigação que podem ter aplicações de células estaminais no desenvolvimento destas técnicas, que são: Estas técnicas são as seguintes:

- Regeneração da dentina através da implantação de polpa.
- Revascularização do canal radicular.
- Impressão de células tridimensionais.
- Abordagens baseadas na entrega de genes.
- Terapia pós-natal com células estaminais.
- Implantação e entrega de andaimes.

Conceito de revascularização do canal radicular através da coagulação sanguínea

Vários relatos de casos documentaram a revascularização dos sistemas de canais radiculares necróticos através da desinfeção seguida do estabelecimento de hemorragia no sistema de canais através de instrumentação excessiva. A utilização de irrigantes intracanais (NaOCl e clorexdina) juntamente com a colocação de antibióticos (por exemplo, uma mistura de ciprofloxacina, metronidazol e pasta de minociclina), durante várias semanas, é um passo fundamental, uma vez que desinfecta eficazmente os sistemas de canais radiculares e aumenta a revascularização dos dentes avulsionados e necróticos. O processo de revascularização oferece hipóteses negligenciáveis de rejeição imunitária e de transmissão de agentes patogénicos, uma vez que a regeneração do tecido ocorre através das células sanguíneas do próprio paciente. No entanto, algumas limitações críticas desta técnica implicam a necessidade de cautela, uma vez que a fonte de tecido regenerado não foi identificada e também a concentração e composição das células presas no coágulo de fibrina são imprevisíveis.

São necessários estudos clínicos e em animais, para investigar o potencial desta técnica, antes de poder ser recomendada para uso geral em pacientes. Numerosos relatos de casos demonstraram a continuação da formação da raiz e o fecho do ápice através desta abordagem. Em alguns casos, os dentes até recuperam a sua vitalidade. Os estudos histológicos revelaram que os tecidos regenerados no interior do canal radicular não são verdadeiros tecidos pulpares, mas sobretudo tecidos periodontais, incluindo osso e cemento. Atualmente, o resultado da regeneração tecidular guiada por meios clínicos ainda não é previsível. Se esta abordagem não conseguir regenerar novos tecidos, é necessário efetuar a apexificação para obter o encerramento do ápice, de modo a realizar a RCT convencional.[10]

Terapia pós-natal com células estaminais

O processo consiste na injeção de células estaminais pós-natais (derivadas da pele, mucosa bucal, gordura e osso) em sistemas de canais radiculares desinfectados após a abertura do ápice. Este processo tem muitas vantagens, como a colheita e a administração de células estaminais autógenas por seringa, sendo relativamente fácil; e o potencial destas células para induzir a regeneração de nova polpa. No entanto, existem várias desvantagens, como o facto de as células poderem ter uma baixa taxa de sobrevivência e poderem migrar para diferentes locais do corpo. Em vez disso, todos os três elementos (células, factores de crescimento e suporte) devem ser considerados, para maximizar o potencial de sucesso da regeneração pulpar.

Implantação de polpa

As células da polpa podem ser cultivadas em filtros de membrana biodegradáveis para transformar culturas celulares bidimensionais em tridimensionais. A facilidade de cultivar estas células em filtros no laboratório, para avaliação da citotoxicidade de materiais de teste, é reconhecida como a principal vantagem deste sistema de entrega. Os potenciais problemas associados à implantação de lâminas de tecido pulpar cultivado prendem-se com o facto de requerer procedimentos especializados para uma aderência adequada às paredes do canal radicular. Como as lâminas de células carecem de vascularização, apenas a porção apical dos sistemas de canais receberá estas células.

com sistemas de canais coronais preenchidos com estruturas capazes de suportar a proliferação celular.

Implantação e entrega de andaimes

Um scaffold deve conter factores de crescimento, Proteína morfogénica óssea (BMP), factores de crescimento de fibroblastos e factores de crescimento endotelial vascular, para ajudar à proliferação e diferenciação das células estaminais, para além de ter nutrientes que promovam a sobrevivência e o crescimento das células, bem como antibióticos para evitar qualquer crescimento bacteriano nos sistemas de canais. Os materiais de suporte podem ser naturais ou sintéticos, biodegradáveis ou permanentes. Os materiais sintéticos, como o ácido poliláctico, o ácido poliglicólico e a policaprolactona, degradam-se no corpo humano e têm sido utilizados com sucesso para fins de engenharia de tecidos. [As limitações consistem na dificuldade de obter uma porosidade elevada e uma dimensão regular dos poros.

Os hidrogéis são suportes injectáveis que podem ser administrados por seringa e têm o potencial de serem não invasivos e fáceis de administrar nos sistemas de canais radiculares. Apesar destes avanços, encontram-se numa fase inicial da investigação. Para tornar os hidrogéis mais práticos, a investigação está a centrar-se em torná-los foto-polimerizáveis para formarem estruturas rígidas depois de implantados no local do tecido.

Impressão celular tridimensional

A técnica de impressão celular tridimensional pode ser utilizada para posicionar com precisão as células de modo a que estas tenham o potencial de criar construções de tecido que imitem a estrutura natural do tecido da polpa dentária

A orientação cuidadosa da construção de tecido pulpar durante a colocação nos sistemas de canais radiculares limpos e modelados de acordo com a sua assimetria apical e coronal é o principal requisito para o sucesso da técnica. No entanto, a investigação inicial ainda não demonstrou que a impressão celular tridimensional pode criar tecido funcional in vivo.

Terapia genética

Esta técnica envolve a introdução de um gene que codifica uma proteína terapêutica nas células, que podem então expressar a proteína alvo. Uma revisão recente discutiu a utilização da entrega de genes na endodontia regenerativa. Rutherford, no seu estudo, utilizou polpas de furão com BMP-7 de ratinho transfectada com cDNA (ADN complementar), mas não conseguiu produzir uma resposta reparadora, sugerindo mais investigação sobre o potencial da terapia genética da polpa. Embora os sistemas de entrega viral tenham sido utilizados com sucesso numa vasta gama de tecidos, apresentam sérios riscos para a saúde, incluindo o risco de mutagénese, carcinogénese e de provocar reacções imunitárias em resposta a infecções virais ou proteínas virais. Atualmente, os potenciais benefícios e desvantagens são em grande parte teóricos.

Huang et al. exploraram em ratos que o tecido semelhante à polpa pode ser regenerado de novo num espaço de canal radicular esvaziado por células estaminais da papila apical e da polpa dentária que dão origem a células semelhantes a odontoblastos, produzindo tecido semelhante à dentina nas paredes dentinárias existentes através de abordagens baseadas em células estaminais/progenitoras e tecnologias de engenharia de tecidos.[15]

A investigação atual sobre células estaminais dentárias está a expandir-se a um ritmo sem precedentes. Atualmente, as abordagens de engenharia de tecidos baseadas em células estaminais constituem a solução mais promissora. Nos próximos anos, estas células serão utilizadas para restaurar a forma e a função da cavidade oral utilizando células autólogas, ultrapassando assim a incompatibilidade de histocompatibilidade e a transmissão de doenças virais.[20]

Técnica	Imagem	Vantagens	Desvantagens
Revascularização do canal radicular: abrir o ápice do dente até 1 mm para permitir a hemorragia nos canais radiculares		J Menor risco de rejeição imunitária Menor risco de transmissão de agentes patogénicos	> Poucos relatos de casos publicados até à data > Risco potencial de necrose se o tecido for reinfectado
Terapia com células estaminais: células estaminais autólogas ou alogénicas são administradas aos dentes através de uma matriz injetável		J Rápido, J Entrega fácil ✓ Menos doloroso J As células são fáceis de colher	> Baixa sobrevivência celular > As células não produzem nova polpa funcional > Risco elevado de complicações
Implante pulpar: o tecido pulpar é cultivado em laboratório em placas e implantado cirurgicamente		J As folhas de células são fáceis de cultivar J Mais estável do que uma injeção de células dissociadas	> As folhas não têm vascularização, pelo que só são possíveis pequenas construções > Devem ser concebidas para ajustar com precisão o canal radicular

Implante de andaime: as células da polpa são semeadas num andaime 3-D feito de polímeros e implantadas cirurgicamente		J A estrutura suporta a organização celular ✓ Alguns materiais podem promover a vascularização	> Baixa sobrevivência das células após a implantação > Deve ser concebido para se adaptar com precisão ao canal radicular
Impressão de células 3-D: dispositivo semelhante a um jato de tinta distribui camadas de células num hidrogel que é implantado cirurgicamente		J Vários tipos de células podem ser posicionados com precisão	> Deve ser concebido para se adaptar com precisão ao canal radicular > A investigação em fase inicial ainda não provou ser funcional in vivo
Scaffolds injectáveis: hidrogel polimerizável s. isolado ou contendo um arco de suspensão de células administrado por injeção		J Fácil entrega J Pode promover a regeneração ao fornecer um substituto para a matriz extracelular	> Controlo limitado da formação dos tecidos > Baixa sobrevivência celular > A investigação em fase inicial ainda não provou a sua funcionalidade in vivo
Terapia genética: os genes mineralizadores são transfectados para as células vitais da polpa de dentes necróticos e sintomáticos		-</ Pode evitar a limpeza e a modelação dos canais radiculares J Pode evitar a necessidade de implantar células estaminais	> A maioria das células de um dente necrótico já está morta > Difícil de controlar > Risco de perigos para a saúde > Não aprovado pela FDA

Abordagens de desenvolvimento para técnicas endodônticas regenerativas: adaptado de Murray P. E, Garcia-Godoy F, e Hargreaves M. K. Regenerative Endodontics: Uma revisão da situação atual e um apelo à ação. J Endod 2007; 33:377-390.

CENÁRIO ACTUAL DA ENDODONTIA REGENERATIVA

Várias abordagens regenerativas utilizadas em endodontia são a revascularização do canal radicular, a terapia com células estaminais pós-natais, a implantação de andaimes, a administração de andaimes injectáveis, a implantação de polpa, a impressão de células 3D e a terapia genética. De todas elas, apenas a abordagem de revascularização pulpar é atualmente viável do ponto de vista clínico, enquanto as restantes existem em campos de investigação.

A Terminologia Dentária Atual da Associação Dentária Americana (ADA) de 2011-2012 reconheceu a regeneração pulpar como um procedimento endodôntico e atribuiu-lhe um código (D3354).

Códigos ADA para procedimentos de regeneração pulpar

1. Primeira fase do tratamento (D3351): Consiste em desbridamento e medicação antibacteriana
2. 2. Fase intermédia (D3352): Consiste na substituição provisória da medicação
3. 3. Fase final (D3354): Conclusão do tratamento regenerativo num dente permanente imaturo com uma polpa necrótica. Não inclui a restauração final.

Capítulo 12

PAPEL DAS CÉLULAS DE GALPÃO NA REGENERAÇÃO ENDODONTIA

Devido à sua origem, é de esperar que as DTSC sejam um bom candidato para a regeneração de tecidos dentários. Para demonstrar esta capacidade, as SHED foram semeadas em suportes biodegradáveis preparados a partir de fatias de dentes humanos e implantadas subcutaneamente em ratinhos imunodeficientes. Foi observada a diferenciação da população multicelular de SHED em odontoblastos funcionais (que expressavam a sialoproteína da dentina e geravam dentina tubular). No mesmo estudo, foi demonstrada a diferenciação de SHED em células semelhantes a endoteliais, utilizando SHED que tinham sido transduzidas de forma estável com LacZ. Foi encontrada uma coloração positiva de B-galactosidase nas células que revestem as paredes dos vasos sanguíneos no interior da fatia dentária/dos andaimes, perto de vasos sanguíneos não corados (do hospedeiro). Esta investigação confirmou que a SHED tem a capacidade de gerar tecido semelhante ao DP in vivo, cuja arquitetura e celularidade se assemelham às do dente natural. Esta descoberta sugere o uso potencial de DTSCs para a reconstrução de tecido de PD e formação de dentes biologicamente relevantes.

A SHED pode ser implantada diretamente na câmara pulpar de um dente gravemente ferido para regenerar a polpa no interior do dente danificado, evitando a necessidade de tratamento endodôntico. Cordeiro (2008) avaliou as caraterísticas morfológicas do tecido formado quando a SHED semeada em scaffolds biodegradáveis preparados dentro de fatias de dentes humanos foi transplantada em ratos imunodeficientes. Observaram que o tecido resultante apresentava uma arquitetura e uma celularidade muito semelhantes às de uma polpa fisiológica. As SHED isoladas de incisivos decíduos esfoliados, após transplante para ratinhos imunodeficientes, formaram tecido ectópico semelhante à dentina, mas foram incapazes de regenerar o complexo dentina-polpa. Estes resultados sugerem que as SHED podem diferenciar-se em odontoblastos in vivo

As SHED foram identificadas como uma população de células clonogénicas altamente proliferativas, capazes de se diferenciar numa variedade de tipos de células, incluindo células neurais, adipócitos e odontoblastos. Os dentes decíduos são significativamente diferentes dos dentes permanentes no que diz respeito aos seus processos de desenvolvimento, estrutura dos tecidos e função. Por conseguinte, não é surpreendente verificar que as SHED são distintas das células estaminais derivadas da polpa dentária no que diz respeito à sua taxa de proliferação mais elevada, ao aumento das duplicações da população celular, à formação de aglomerados de células em forma de esfera, à capacidade osteoindutora in vivo e à incapacidade de reconstituir um complexo semelhante à dentina-polpa .2

A engenharia de tecidos da polpa e da dentina pode ser uma alternativa interessante aos métodos tradicionais de tratamento endodôntico de dentes comprometidos. Sharpe e Young (Sharpe & Young, 2005) introduziram o conceito de utilização de células estaminais para a engenharia de tecidos dentários e demonstraram que é possível fazer a engenharia de dentes de murinos utilizando células estaminais adultas de origem não dentária ou dentária. A polpa dentária contém células altamente proliferativas que podem ser activadas após uma lesão e sofrer proliferação e diferenciação em direção a fenótipos osteoblásticos para permitir a reparação da dentina. Observou-se que as SHED, células estaminais isoladas da polpa dentária de dentes decíduos humanos esfoliados, são capazes de regenerar a polpa e a dentina se forem fornecidos estímulos bioquímicos adequados. As SHED apresentam uma elevada plasticidade, uma vez que são capazes de se diferenciar in vitro em neurónios, adipócitos, osteoblastos e odontoblastos (Miura et al., 2003).

DESAFIOS QUE A ENDODONTIA REGENERATIVA ENFRENTA

Apesar do impressionante crescimento no domínio da endodontia regenerativa, há inúmeros desafios que continuam por resolver, como se refere a seguir:

Para obter um número suficiente de células autógenas para a sementeira do suporte

Embora as células estaminais dentárias humanas tenham aplicações terapêuticas regenerativas promissoras, do ponto de vista prático, a extração de células estaminais dentárias autólogas é um desafio e a perspetiva de obter uma subpopulação de células estaminais é ainda mais difícil. Embora as células estaminais estejam presentes em todos os dentes, apenas um número limitado de dentes

preenche os critérios de elegibilidade para a extração de células estaminais. Os incisivos e caninos decíduos sem patologia e com pelo menos um terço da raiz restante são candidatos à SHED. No entanto, a maioria dos casos clínicos apresenta mais do que uma lesão cariosa e, se os dentes demorarem mais tempo a esfoliar, isso pode resultar numa reabsorção da raiz superior à necessária, que não contém polpa e, por conseguinte, não contém células estaminais.
Para ultrapassar estes problemas, têm de ser exploradas outras fontes de células estaminais. Relatórios recentes descrevem a presença de células estaminais/progenitoras mesenquimais com capacidades regenerativas em polpas e tecidos periapicais inflamados humanos, apresentando possibilidades intrigantes ainda por explorar.

Andaimes

Os andaimes actuam como transportadores de tipos específicos de células e orientam e apoiam a regeneração dos tecidos. Os andaimes que têm sido habitualmente utilizados em procedimentos regenerativos são andaimes naturais, como o colagénio, o quitosano, a seda, a fibrina, e andaimes sintéticos, como o poliglicolídeo, o sebacato de poliglicerol, etc. O coágulo de sangue, o plasma rico em plaquetas e a fibrina rica em plaquetas foram recentemente experimentados como suportes na endodontia regenerativa. Muitos outros materiais, incluindo nanotolitos naturais, nanofibras de celulose bacteriana da microalga Spirulina, andaimes de nanofibras nanocompostos e vários géis de fibrina, foram investigados como potenciais andaimes.
Vários problemas que devem ser abordados são: Necessidade de um suporte vascularizado adequado para promover a formação de grandes construções de tecido. O tamanho da maioria das construções de engenharia de tecidos é pequeno (1-2 mm) devido à difusão limitada de nutrientes e metabolitos em andaimes não vascularizados. Consequentemente, os estudos que utilizam abordagens baseadas em scaffolds dependem frequentemente da maturação in vivo de um pequeno scaffold seguido de implantação no maxilar para desenvolver uma estrutura semelhante a um dente. As abordagens in vitro ultrapassam o problema da difusão limitada recorrendo a bio-reactores baseados em perfusão ou fluxo que facilitam uma troca mais profunda de moléculas no interior da estrutura.
As tecnologias de microescala que apoiam a vascularização e melhoram a difusão podem ajudar no desenvolvimento de grandes construções de tecidos. A microfabricação tem sido utilizada para fabricar estruturas de engenharia de tecidos com leitos capilares de microengenharia. Os micro e nano-canais proporcionam a passagem para a difusão de oxigénio e nutrientes para apoiar as células em tecidos artificiais
Construções. A fotolitografia é uma técnica em que são criadas redes vasculares em andaimes, expondo seletivamente à luz uma solução sensível à luz através de uma fotomáscara. A solução exposta polimeriza, enquanto a solução mascarada não polimerizada é lavada, resultando na produção de micro-canais.

Distribuição das células no suporte

A associação da pulverização bio-eletrónica com técnicas de produção de andaimes pode produzir biomateriais com células distribuídas de forma homogénea em toda a estrutura. A técnica de impressão celular tridimensional pode ser utilizada para posicionar com precisão as células e criar construções de tecido que imitam a estrutura natural do tecido da polpa dentária. As abordagens baseadas em andaimes têm o potencial para a formação rápida de um dente funcional com a forma correta e no local desejado, mas têm de ultrapassar os desafios associados à fixação ao maxilar, infeção, movimento repetitivo e capacidade de suportar carga durante a maturação. Os pellets derivados de folhas de células estaminais sem andaimes têm um maior potencial odontogénico, mas requerem um controlo preciso da forma e orientação do dente.

Factores de crescimento

Os factores de crescimento actuam como sinais para induzir a proliferação e/ou diferenciação celular. Exemplos de factores de crescimento chave na medicina dentária regenerativa incluem a proteína morfogenética óssea, o fator de crescimento transformador beta, o fator de crescimento fibroblástico, o fator de crescimento derivado de plaquetas (PDGF) e o fator de crescimento semelhante à insulina (IGF). Os factores de crescimento encontrados na dentina também estão a ser investigados quanto às suas potenciais aplicações.

A principal desvantagem dos factores de crescimento é que é necessário um conjunto diferente de factores de crescimento para induzir células estaminais de diferentes fontes a atingir uma diferenciação específica. Além disso, a segurança, a quantidade e o tempo de administração dos factores de crescimento constituem um desafio significativo. Este problema pode ser ultrapassado através da utilização de andaimes biomiméticos incorporados na MEC, que podem ser produzidos em grandes quantidades e são específicos para cada doente, sem complicações de resposta imunitária, e não requerem a administração de factores de crescimento exógenos.
Outro inconveniente é que a aplicação de níveis de carga mais elevados de factores de crescimento para compensar a sua solubilidade fisiológica pode resultar em efeitos secundários indesejados e num controlo espacial limitado. O microencapsulamento ou a ligação destes factores ao suporte pode resolver estes problemas. Além disso, as micropartículas que contêm factores de crescimento podem ser utilizadas para controlar a atividade das células.

Avanços nas técnicas de desinfeção

A desinfeção dos espaços dos canais radiculares dos dentes imaturos é bastante difícil. Por conseguinte, são necessários regimes antimicrobianos eficazes para criar um ambiente mais propício. Embora a pasta antibiótica tripla (TAP) seja uma pasta antibiótica estabelecida, tem os seus próprios inconvenientes. A TAP é radiolúcida[40], o veículo da TAP (propilenoglicol) pode ser difícil de remover da superfície da dentina, é necessária uma consulta adicional para remover a TAP e, mais uma vez, abrir o dente para remover a TAP introduz o risco de recontaminação. Para ultrapassar estes problemas, são necessários melhores antibióticos reabsorvíveis, simples ou múltiplos, veículos compatíveis para a sua administração e material radiopaco para conseguir uma desinfeção eficiente e fácil que possa ser facilmente monitorizada.
Os suportes que contêm antibióticos podem responder a esses problemas.
Um suporte polimérico nanofibroso electrofiado com antibiótico incorporado pode servir como dispositivo de administração de medicamentos in vitro para a desinfeção de canais. A sua utilização pode melhorar a administração de medicamentos devido à elevada área de superfície das fibras dispostas numa estrutura de interligação que permite
Libertação controlada do fármaco e melhor adaptação do fármaco à parede do canal no procedimento de regeneração. Uma vez que a estrutura se degrada com o tempo, não é necessário removê-la. Assim, reduz as consultas e o risco subsequente de contaminação bacteriana. Além disso, a libertação do fármaco pode ser manipulada, ou seja, rápida, intermédia ou retardada, dependendo do polímero utilizado. A eficácia de uma estrutura electrofiada como sistema de administração de fármacos antimicrobianos biologicamente seguro para a endodontia regenerativa é referida na literatura. As nanofibras sintéticas de polímeros electrofiados estão a ser investigadas como modos de administração de fármacos.

Resultado imprevisível

As diretrizes dadas pela ADA para a avaliação de acompanhamento dos procedimentos de regeneração pulpar incluem dentes clinicamente assintomáticos e funcionais. A avaliação radiográfica aos 612 meses deve mostrar a resolução da radiolucência periapical. Também pode ser observado um aumento da espessura da parede dentinária. Aos 12-24 meses, a radiografia deve mostrar um aumento da espessura da parede dentinária juntamente com um aumento do comprimento da raiz.
Com base nessas diretrizes, muitas histórias de sucesso têm sido relatadas na literatura. Recentemente, Torabinejad e Faras apresentaram achados clínicos, radiográficos e histológicos mostrando "tecido conjuntivo vital semelhante à polpa" de um dente após tratamento endodôntico regenerativo feito com plasma rico em plaquetas (PRP) como scaffold. Um relatório histológico semelhante foi apresentado por Shimizu et al. de um dente extraído após a conclusão do tratamento endodôntico regenerativo, no qual mais de metade do canal foi encontrado preenchido com tecido conjuntivo frouxo semelhante à polpa. Nalguns casos, verificou-se uma resposta positiva aos testes de polpa fria e/ou eléctrica. Estes resultados indicam o sucesso dos procedimentos endodônticos regenerativos. Em contraste com isso, a literatura também relata alguns casos em que, apesar de seguir o protocolo adequado, a regeneração pulpar e o desenvolvimento radicular falharam. Lenzi e Trope

encontraram um espaço vazio no canal radicular após o tratamento de um incisivo central superior imaturo com uma polpa necrótica. Nosrat et al. mostraram a ausência de tecido vital dentro do espaço do canal radicular de incisivos superiores imaturos tratados com polpas necróticas após 6 anos. Nosratet.al. apresentaram um caso em que ocorreu maturação radicular num incisivo central superior, apesar de um procedimento endodôntico regenerativo ter resultado num canal radicular vazio.[24]
O futuro avanço da regeneração da polpa vai centrar-se continuamente em três componentes essenciais: células estaminais dentárias, suportes e factores de crescimento. Vários desafios importantes precisam de
a serem abordados: (1) Controlo microbiano. Uma vez que os microrganismos e o biofilme são os factores etiológicos fundamentais das doenças endodônticas, à semelhança do tratamento convencional dos canais radiculares, o controlo microbiano é um passo fundamental para o sucesso da regeneração pulpar. (2) O controlo espacial e temporal da libertação de factores de crescimento a partir do suporte continua a ser um grande desafio quando concebemos um novo suporte para a engenharia de tecidos. (3) Continua a ser um desafio regenerar um complexo polpa-dentina real e funcional.[10]

Revisão de estudos em que as células SHED foram utilizadas para regeneração

Ano da publicação	Autores	Métodos utilizados	Aplicação	Resultados
2003	Miura et al.	cultura in vitro e transplante in vivo	Dentina e Construção óssea	Os dentes decíduos esfoliados humanos (SHEDs) diferenciaram-se em odontoblastos funcionais,
2006	Laino et al.	cultura in vitro e transplante in vivo	Dentes regeneração	SHEDs diferenciados em Osteoblastos e osteócitos.
2008	Cordeiro et al.	cultura in vitro e transplante in vivo	Dentes regeneração	As hDPSCs formaram um tecido pulpar com uma rede microvascular normal.
2009	Nakamura e outros	Cultura in vitro	taxa de proliferação e a expressão de marcador de células estaminais	A taxa de proliferação das SHED foi significativamente mais elevada do que a das DPSC e das BMMSC. Observou-se uma maior expressão nas SHED de genes que participam em vias relacionadas com a proliferação celular e a matriz extracelular, incluindo várias citocinas, como o fator de crescimento dos fibroblastos e o fator de crescimento tumoral beta
2009	Koyamo et al	Cultura in vitro	pluripotência	Diferenciação em osteoblastos , condrócitos e adipócitos

2010	**Sakai**	**em vitrocultura e em transplante vivo**	**Dentina regeneração**	**A SHED diferenciou-se em odontoblastos funcionais que geraram dentina tubular,**
2011	**Nourbakhs h**	**Cultura in vitro**	**Neural regeneração**	**A SHED pode diferenciar-se em células neurais através da expressão de um conjunto abrangente de genes e proteínas que definem células semelhantes a neurónios in vitro**
2011	**Nikolic et al**	**Cultura in vitro**	**Propriedades das células estaminais mesenquimais**	**Diferenciou-se em adipogénico, condrogénica, miogénica e linhagens osteogénicas**
2013	**Rosa Vet al**	**Cultura in vitro einvivo transplante**	**Pasta de papel regeneração**	**Conclusão da formação de raízes em dentes permanentes imaturos necróticos.**
2014	**Shiehzadeh e outros**	**Transplante in vivo**	**Pasta de papel regeneração**	**Desenvolvimento contínuo e formação da extremidade da raiz**

RESUMO E CONCLUSÃO

Os estudos sobre o potencial das células SHED estão a melhorar. No entanto, ainda não há resultados efectivos em humanos. Uma vez que a extração destas células é relativamente fácil e não invasiva, justifica-se a realização de mais estudos. Estas células podem também ter uma vantagem considerável para serem utilizadas no estudo dos vários aspectos da diferenciação das células estaminais e das várias vias celulares envolvidas neste processo. Este facto tem uma aplicação promissora na endodontia regenerativa.

BIBLIOGRAFIA

Endodontia: Colegas para a Excelência. primavera de 2013. Disponível em :http://www.aae.org/uploadedfiles/publications_and_research/endodontics_colleagues_f or_e xcellence_newsletter/ecfespring2013.pdf.

Ishizaka R, Iohara K, Murakami M, Fukuta O, Nakashima M. Regeneração da polpa dentária após pulpectomia por células estaminais/progenitoras fraccionadas da medula óssea e do tecido adiposo. Biomaterials. 2012 Mar; 33(7):2109-18. Doi: 10.1016/j.biomaterials.2011.11.056. Epub 2011 Dez 16. PubMed PMID: 22177838.

Ramalho-Santos M, Willenbring H. Sobre a origem do termo "célula estaminal". Cell Stem Cell. 2007 Jun 7; 1(1):35-8. Doi: 10.1016/j.stem.2007.05.013. PubMed PMID: 18371332S.

D. P, S Bargale e I Srinivasan. Paving The Way For Future Solutions Through Human Exfoliated Deciduous Teeth (Shed). O Jornal da Internet de Genómica e Proteómica. 2009 Volume 6 Número 1.

Shekar R, Ranganathan K. Caracterização fenotípica e de crescimento de células estaminais mesenquimais humanas cultivadas a partir de dentes permanentes e decíduos. Indian J Dent Res. 2012 Nov-Dez; 23(6):838-9. Doi: 10.4103/0970-9290.111281. PubMed PMID: 23649079.

Egusa H, Sonoyama W, Nishimura M, e Atsuta I, Akiyama K. Células estaminais em medicina dentária - parte I: fontes de células estaminais. J Prosthodont Res. 2012 Jul; 56(3):151-65. Doi: 10.1016/j.jpor.2012.06.001. Epub 2012 Jul 15. Rever. PubMed PMID: 22796367.

Rai S, Kaur M, Kaur S. Aplicações de células estaminais na odontologia interdisciplinar e não só: uma visão geral. Ann Med Health Sci Res. 2013 Abr; 3(2):245-54. Doi: 10.4103/21419248.113670. PubMed PMID: 23919198; PubMed Central PMCID: PMC3728871.

Daltoe FP, Mendonga PP, Mantesso A, Deboni MC. Podem as SHED ou DPSCs ser usadas para reparar/regenerar tecidos não dentários? Uma revisão sistemática de estudos in vivo. Braz Oral Res. 2014; 28. pii: S1806-83242014000100401. Epub 2014 Aug 21. Revisar. PubMed PMID: 25166769.

Ranganathan K, Lakshminarayanan V. Células estaminais da polpa dentária. Indian J Dent Res. 2012 Jul-Ago; 23(4):558. Doi: 10.4103/0970-9290.104977. Rever. PubMed PMID: 23257502.

Yang M. Endodontia regenerativa: Uma Nova Modalidade de Tratamento para a Regeneração Pulpar. JSM Dent. 2013; 1(2): 1011.

Kerkis I e Caplan A. Stem Cells in Dental Pulp of Deciduous Teeth (Células estaminais na polpa dentária de dentes decíduos). Engenharia de tecidos: parte B. 2012; 18(2) .doi: 10.1089/ten.teb.2011.0327.

Nakashima M, Iohara K. Regeneração da polpa dentária por células estaminais. Adv. Dent Res. 2011 Jul; 23(3):313-9. Doi: 10.1177/0022034511405323. PubMed PMID: 21677085.

Telles PD, Machado MA, Sakai VT, Nor JE. Tecido pulpar de dentes decíduos: nova fonte de células estaminais. J Appl Oral Sci. 2011 maio-Jun; 19(3):189-94. Rever. PubMed PMID: 21625731; PubMed Central PMCID: PMC4234327.

Sedgley CM, Botero TM. Células estaminais dentárias e suas fontes. Dent Clin North Am. 2012 Jul; 56(3):549-61. Doi: 10.1016/j.cden.2012.05.004. Epub 2012 Jun 23. Revisão. PubMed PMID: 22835537.

Arora V, Arora P, Munshi AK. Banco de células estaminais de dentes decíduos esfoliados humanos (SHED): poupar para o futuro. J Clin Pediatr Dent. verão de 2009; 33(4):289-94. Revisão. PubMed PMID: 19725233.

D'Souza C.M et al. Tooth Stem Cell Banking-A Review. IJRRPAS, 2(2).423-428.

Shetty R. M, Prasad P, Shetty S, Patil V, V. Ramprasad, Deoghare A. SHED (Células estaminais de dentes decíduos esfoliados humanos) - Uma nova fonte de células estaminais em medicina dentária. Jornal de Ciências da Saúde de Chhattisgarh, setembro de 2013; 1(1).
Elisa Battistella, Silvia Mele e Lia Rimondini. Engenharia de tecidos dentários: uma nova abordagem para a reconstrução de tecidos dentários. www.intechopen.com.
Annibali S, Cristalli MP, Tonoli F, Polimeni A. Células estaminais derivadas de dentes decíduos esfoliados humanos: uma síntese narrativa da literatura. Eur Rev Med Pharmacol Sci. 2014 Oct; 18(19):2863-81. Revisão. PubMed PMID: 25339481.
Rai S, Kaur M, Kaur S, Arora SP. Redefinição das potenciais aplicações das células estaminais dentárias: Um trunfo para o futuro. Indian J Hum Genet.2012 Sep; 18(3):276-84. Doi: 10.4103/09716866.107976. PubMed PMID: 23716933; PubMed Central PMCID: PMC3656514.
Chopra H, Hans MK, Shetty S. Stem cells-the hidden treasure (Células estaminais - o tesouro escondido): Uma revisão estratégica. Dent Res J (Isfahan). 2013 Jul; 10(4):421-7. Revisão. PubMed PMID: 24130574; PubMed Central PMCID: PMC3793402.
Jamal M, Sami C, Goodis H, e Karam K. M. Dental Stem Cells and Their Potential Role in Regenerative Medicine (Células estaminais dentárias e o seu papel potencial na medicina regenerativa). Jornal de Ciências Médicas, 2011; 4(2): 53-61.
Casagrande L, Cordeiro MM, Nör SA, Nör JE. Células estaminais da polpa dentária na medicina dentária regenerativa. Odontology. 2011 Jan; 99(1):1-7. Doi: 10.1007/s10266-010 0154-z. Epub 2011 Jan 27. Revisão. PubMed PMID: 21271319.
Bansal R, Jain A, Mittal S. Panorama atual dos desafios da endodontia regenerativa. J Conserv Dent. 2015 Jan-Fev; 18(1):1-6. Doi: 10.4103/0972-0707.148861. Rever. PubMed PMID: 25657518; PubMed Central PMCID: PMC4313471.
Cook DJ, Mulrow CD, Haynes RB. Systematic reviews: synthesis of best evidence for clinical decisions (Revisões sistemáticas: síntese da melhor evidência para decisões clínicas). Ann Intern Med. 1997 Mar 1; 126(5):376-80. PubMed PMID: 9054282.
Miura M, Gronthos S, Zhao M, Lu B, Fisher LW, Robey PG, Shi S. SHED: células estaminais de dentes decíduos esfoliados humanos. Proc Natl Acad Sci U S A. 2003 May 13; 100(10):5807- 12. Epub 2003 Apr 25. PubMed PMID: 12716973; PubMed Central PMCID: PMC156282.
Laino G, Graziano A, d'Aquino R, Pirozzi G, Lanza V, Valiante S, De Rosa A, Naro F, Vivarelli E, Papaccio G. An approachable human adult stem cell source for hard-tissue engineering. J Cell Physiol. 2006 Mar; 206 (3): 693-701. PubMed PMID: 16222704.
Casagrande L, Cordeiro MM, Nor SA, Nor JE. Células estaminais da polpa dentária na medicina dentária regenerativa. Odontology. 2011 Jan; 99(1):1-7. Doi: 10.1007/s10266-010-0154-z. Epub 2011 Jan 27. Revisão. PubMed PMID: 21271319.
Cordeiro MM, Dong Z, Kaneko T, Zhang Z, Miyazawa M, Shi S, Smith AJ, Nor JE. Engenharia de tecidos da polpa dentária com células estaminais de dentes decíduos esfoliados. J Endod. 2008 Aug; 34(8):962-9. Doi: 10.1016/j.joen.2008.04.009. PubMed PMID: 18634928.
Nakamura S, Yamada Y, Katagiri W, Sugito T, Ito K, Ueda M. Comparação das vias de proliferação de células estaminais entre dentes decíduos esfoliados humanos e células estaminais da polpa dentária através do perfil de expressão genética da polpa dentária promissora. J Endod. 2009 Nov; 35(11):1536-42. Doi: 10.1016/j.joen.2009.07.024. Epub 2009 Sep 20. PubMed PMID: 19840643.
Nishino Y, Yamada Y, Ebisawa K, Nakamura S, Okabe K, Umemura E, Hara K, Ueda M. As células estaminais de dentes decíduos esfoliados humanos (SHED) melhoram a cicatrização de feridas e a possibilidade de uma nova terapia celular. Cytotherapy. 2011 May; 13(5):598-605. Doi: 10.3109/14653249.2010.542462. Epub 2011 Feb 22. PubMed PMID: 21341975.

Koyama N, Okubo Y, Nakao K, et al. Avaliação da pluripotência em células da polpa dentária humana. J Oral Maxillofac Surg. 2009; 67:501-506. [PubMed: 19231772].
Sakai VT, Zhang Z, Dong Z, et al. Os SHED diferenciam-se em odontoblastos e endotélio funcionais. J Dent Res. 2010; 89:791-796. [PubMed: 20395410].
Casagrande L, Demarco FF, Zhang Z, et al. BMP-2 derivada da dentina e diferenciação odontoblástica de SHED. J Dent Res. 2010; 89:603-608. [PubMed: 20351355].
Shiehzadeh V, Aghmasheh F, Shiehzadeh F, Joulae M, Kosarieh E, Shiehzadeh F. Cicatrização de lesões periapicais de grandes dimensões após a administração de células estaminais dentárias com um suporte injetável: Novo método e três relatos de casos. Indian J Dent Res 2014; 25:248-53.
N. Nikolic, A. Krstic, D. Trivanovic, S. Mojsilovic, J. Kocic, J.F. Santibanez, G. Jovcic e D.Bugarski. Propriedades das células estaminais mesenquimais de células da polpa dentária de dentes decíduos. Arch. Biol. Sci., Belgrado, 63 (4), 933-942, 2011.
Rosa V et al. Engenharia de tecidos da polpa dentária em canais radiculares humanos de comprimento total. J Dent Res, 2013; 92(11):970-975.
Murray P. E, Garcia-Godoy F e Hargreaves M. K. Regenerative Endodontics: Uma revisão da situação atual e um apelo à ação. J Endod 2007; 33:377-390.

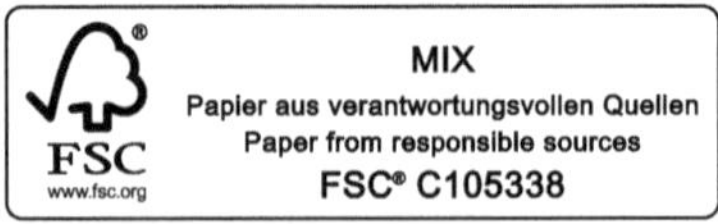

Printed by Books on Demand GmbH, Norderstedt / Germany